鑑別フローチャートで症候ごとに考える

妊娠期別
産科救急ナビゲーション

編著 松岡 隆 昭和大学医学部産婦人科学講座 准教授

時系列・疾患別に
臨床推論を鍛える！

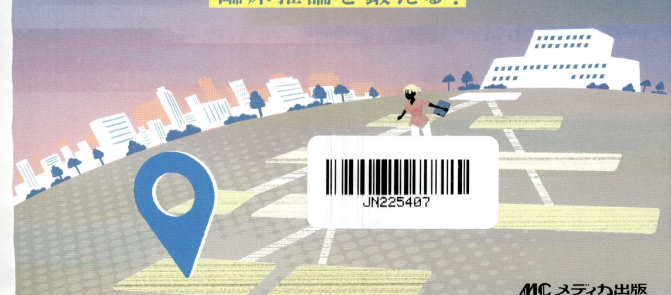

MCメディカ出版

はじめに

　本増刊は以下の方針によって構成を作成しました。

1. 妊娠期別の POS (problem-oriented system) に基づいた臨床推論
2. 疾患個別解説

　患者さんの来院時に最初に確認するのは、「その人、何週?」だと思います。同じ症状だとしても、妊娠時期（初期、中期、後期、分娩期、産褥期）により鑑別に上がってくる疾患の順番や重要度は異なります。一方、感染症などは妊娠時期によらず鑑別を行う必要があります。また、患者さんは診断名を持って来院するのではなく、主訴を持って来院しますので、主訴から鑑別、検査・診断へ進む必要があります。この POS(problem-oriented system) は看護領域の臨床推論とほぼ同じ概念であり、本増刊では臨床推論を前半で、疾患個別解説を後半に配置し、縦の糸（時系列）と横の糸（疾患別）で網羅しようというものです。

　第1部の「鑑別編」（妊娠期別臨床推論）では、症状として、出血、腹痛、発熱、呼吸困難、胸痛・心窩部痛、意識障害（頭痛、けいれんを含む）、胎児心拍異常、異常分娩に分類しました。それぞれに症状が発生したときに、鑑別（臨床推論）すべき疾患群を妊娠初期、中期、後期、分娩期、産褥期に分けてご説明いただきました。

　第2部の「疾患編」では、各疾患を解説しています。疾患解説では妊娠期別の特徴を中心に解説しています。第1部と第2部を行ったり来たりしながら読み進めていただき、妊娠中の疾患を点ではなく、線で、面で捉えられるようになっていただければ幸いです。

　最後に、執筆を快く引き受けていただいた執筆者の皆さま、辛抱強く見守ってくださった編集者の皆さまに感謝申し上げます。

　　2024年11月

昭和大学医学部産婦人科学講座

松岡 隆

鑑別フローチャート で症候ごとに考える

妊娠期別 産科救急ナビゲーション

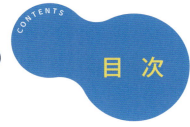
目 次

はじめに……3
執筆者一覧……8
妊娠期別 鑑別疾患マトリクス……10

第1部　鑑別編

CHAPTER 1　出血 …… 22

①妊娠初期……22　②妊娠中期……24　③妊娠後期……26
④分娩期……28　⑤産褥期……30

CHAPTER 2　腹痛 …… 32

①妊娠初期……32　②妊娠中期……34　③妊娠後期……36
④分娩期……38　⑤産褥期……40

CHAPTER 3　発熱 …… 42

CHAPTER 4　呼吸困難 …… 46

呼吸困難総論……46　①妊娠初期……48
②妊娠中期～後期……50　③分娩期……52　④産褥期……54

CHAPTER 5　胸痛・心窩部痛 …… 56

①妊娠初期……56　②妊娠中期……58　③妊娠後期……60
④分娩期……62　⑤産褥期……64

CHAPTER 6 意識障害 …… 66

①妊娠初期……66 　②妊娠中期……68 　③妊娠後期……70
④分娩期……72 　　⑤産褥期……74

CHAPTER 7 胎児心拍異常 …… 76

CHAPTER 8 異常分娩 …… 86

第2部 疾患編

CHAPTER 1 絨毛膜羊膜炎（子宮内感染）…… 92

CHAPTER 2 常位胎盤早期剝離 …… 97

CHAPTER 3 劇症型溶血性レンサ球菌感染症 …… 102

CHAPTER 4 脳卒中（脳出血・脳梗塞）…… 107

CHAPTER 5 RCVS ／ PRES …… 114

CHAPTER 6 臍帯下垂・臍帯脱出 …… 124

CHAPTER 7 過強陣痛 …… 129

CHAPTER 8 回旋異常 …… 134

CHAPTER 9 児頭骨盤不均衡 …… 140

CHAPTER 10 子癇 …… 145

目 次

CHAPTER 11 子宮破裂 ⋯⋯ 149

CHAPTER 12 弛緩出血 ⋯⋯ 156

CHAPTER 13 前置胎盤・癒着胎盤 ⋯⋯ 161

CHAPTER 14 子宮内反症 ⋯⋯ 167

CHAPTER 15 産道裂傷・腟壁血腫 ⋯⋯ 174

CHAPTER 16 RPOC ⋯⋯ 183

CHAPTER 17 周産期心筋症 ⋯⋯ 188

CHAPTER 18 羊水塞栓症 ⋯⋯ 194

CHAPTER 19 肺血栓塞栓症 ⋯⋯ 198

CHAPTER 20 HELLP 症候群 ⋯⋯ 202

CHAPTER 21 尿路感染症 ⋯⋯ 208

CHAPTER 22 リステリア感染症 ⋯⋯ 213

CHAPTER 23 オウム病 ⋯⋯ 217

CHAPTER 24 麻酔分娩時の異常 ⋯⋯ 223

索引⋯⋯ 232

本文デザイン・イラスト WATANABE Illustrations

執筆者一覧

編 集

松岡　隆　　昭和大学医学部産婦人科学講座 准教授

執 筆

第 1 部

CHAPTER 1	岩越　裕	熊本大学生命科学研究部産科婦人科学
	近藤英治	同 教授
CHAPTER 2	上原有貴	神奈川県立こども医療センター産婦人科 医長
	石川浩史	同 部長
CHAPTER 3	西田安里	国際医療福祉大学成田病院産科・婦人科
	永松　健	同 部長／教授
CHAPTER 4	山下智幸	日本赤十字社医療センター 救命救急センター・救急科
CHAPTER 5	冨森馨予	宮崎大学医学部産婦人科 助教
	松澤聡史	同 助教
	桂木真司	同 教授
CHAPTER 6	岸上靖幸	トヨタ記念病院産婦人科 部長
	小口秀紀	同 主査
CHAPTER 7	経塚　標	太田西ノ内病院産婦人科 医長
CHAPTER 8	松岡　隆	昭和大学医学部産婦人科学講座 准教授

第 2 部

CHAPTER 1	柱本　真	昭和大学医学部産婦人科学講座 助教
CHAPTER 2	山口宗影	熊本大学生命科学研究部産科婦人科学 講師
CHAPTER 3	山下智幸	日本赤十字社医療センター 救命救急センター・救急科
CHAPTER 4	大野泰正	大野レディスクリニック 院長
CHAPTER 5	岸上靖幸	トヨタ記念病院産婦人科 部長
	小口秀紀	同 主査
CHAPTER 6	中村　豪	東京都立荏原病院産婦人科／昭和大学医学部産婦人科学講座 助教
CHAPTER 7	中村　豪	東京都立荏原病院産婦人科／昭和大学医学部産婦人科学講座 助教
CHAPTER 8	向井勇貴	昭和大学医学部産婦人科学講座 助教
CHAPTER 9	向井勇貴	昭和大学医学部産婦人科学講座 助教
CHAPTER 10	池ノ上　学	慶應義塾大学医学部産婦人科学教室 講師

CHAPTER 11	植木典和	順天堂大学浦安病院産婦人科 准教授
	牧野真太郎	同 教授
CHAPTER 12	永井立平	高知大学医学部産科婦人科学講座 准教授
CHAPTER 13	竹田　純	順天堂大学医学部産婦人科学講座 准教授
CHAPTER 14	長﨑澄人	東邦大学医学部産科婦人科学講座 助教
CHAPTER 15	岡田義之	昭和大学横浜市北部病院産婦人科・女性骨盤底センター 助教
CHAPTER 16	高橋宏典	自治医科大学産科婦人科 教授
CHAPTER 17	神谷千津子	国立循環器病研究センター産婦人科 医長
CHAPTER 18	冨森馨予	宮崎大学医学部産婦人科 助教
	松澤聡史	同 助教
	桂木真司	同 教授
CHAPTER 19	松澤聡史	宮崎大学医学部産婦人科 助教
	冨森馨予	同 助教
	桂木真司	同 教授
CHAPTER 20	池ノ上　学	慶應義塾大学医学部産婦人科学教室 講師
CHAPTER 21	永井立平	高知大学医学部産科婦人科学講座 准教授
CHAPTER 22	田野 翔	名古屋大学医学部産婦人科 助教
	小谷友美	同 病院教授
CHAPTER 23	夫馬和也	名古屋大学医学部産婦人科 特任助教
	小谷友美	同 病院教授
CHAPTER 24	野口翔平	埼玉医科大学総合医療センター産科麻酔科 講師

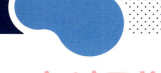

妊娠期別 鑑別疾患マトリクス

症状	妊娠初期	妊娠中期
出血	● 子宮頸がん ● 子宮頸管ポリープ ● RPOC ● 完全流産 ● 進行流産 ● 切迫流産 ● 異所性妊娠 ● 絨毛膜下血腫 ● 絨毛性疾患 ● 異所性妊娠	● 子宮頸がん ● 子宮頸管ポリープ ● 前置胎盤 ● 常位胎盤早期剥離 ● 絨毛膜下血腫 ● 切迫流産 ● 切迫早産 ● CAOS
腹痛	● 異所性妊娠 ● 完全流産 ● 卵巣腫瘍茎捻転 ● 子宮筋腫変性痛 ● 虫垂炎 ● 切迫流産	● 常位胎盤早期剥離 ● HELLP症候群 ● 卵巣腫瘍茎捻転 ● 尿路結石 ● 虫垂炎 ● 子宮筋腫変性痛 ● 絨毛膜羊膜炎（子宮内感染） ● 尿路感染症 ● 切迫早産

妊娠期別 鑑別疾患マトリクス

妊娠後期	分娩期	産褥期
● 常位胎盤早期剝離 ● 前置胎盤 ● 癒着胎盤 ● 前置血管 ● 切迫早産	● 常位胎盤早期剝離 ● 産道裂傷 ● 後腹膜・腟壁・会陰血腫 ● 胎盤遺残 ● 前置胎盤 ● 癒着胎盤 ● 子宮内反症 ● PRACE ● 子宮動脈損傷 ● 弛緩出血 ● 羊水塞栓症 ● 子宮破裂	● RPOC ● 絨毛性疾患 ● 子宮復古不全 ● 産道裂傷 ● 腟壁血腫 ● 子宮頸がん ● 子宮頸管ポリープ
● 常位胎盤早期剝離 ● 子宮破裂 ● HELLP 症候群 ● 尿路結石 ● 虫垂炎 ● 子宮筋腫変性痛 ● 絨毛膜羊膜炎（子宮内感染） ● 尿路感染症 ● 切迫早産 ● 過強陣痛 ● 卵巣腫瘍茎捻転	● 子宮破裂 ● 常位胎盤早期剝離 ● HELLP 症候群 ● 絨毛膜羊膜炎(子宮内感染) ● 過強陣痛 ● 回旋異常 ● 児頭骨盤不均衡 ● 子宮内反症	● 子宮破裂 ● 子宮内反症 ● 子宮復古不全 ● 子宮内膜炎 ● HELLP 症候群 ● 虫垂炎 ● 骨盤腹膜炎 ● 尿路感染症 ● 卵巣腫瘍茎捻転

ペリネイタルケア 2025 新春増刊

症状	妊娠初期	妊娠中期
発　熱	● 絨毛膜羊膜炎（子宮内感染） ● 劇症型 GAS 感染症 ● 感冒 ● インフルエンザ ● 新型コロナウイルス感染症 ● マイコプラズマ肺炎 ● オウム病 ● リステリア感染症 ● 虫垂炎 ● 憩室炎 ● 尿路感染症 ● 腎盂腎炎 ● 感染性胃腸炎 ● 胆囊炎 ● 膵炎 ● 悪性腫瘍 ● 自己免疫疾患	● 絨毛膜羊膜炎（子宮内感染） ● 劇症型 GAS 感染症 ● 感冒 ● インフルエンザ ● 新型コロナウイルス感染症 ● マイコプラズマ肺炎 ● オウム病 ● リステリア感染症 ● 虫垂炎 ● 憩室炎 ● 尿路感染症 ● 腎盂腎炎 ● 感染性胃腸炎 ● 胆囊炎 ● 膵炎 ● 悪性腫瘍 ● 自己免疫疾患
胸痛・ 心窩部痛	● 逆流性食道炎 ● 胃・十二指腸潰瘍 ● 胆石発作 ● パニック発作 ● 肋間神経痛 ● 帯状疱疹 ● 大動脈解離 ● 肺血栓塞栓症 ● 心筋梗塞 ● 不整脈 ● 緊張性気胸 ● 肺血栓塞栓症	● 逆流性食道炎 ● 胃・十二指腸潰瘍 ● 胆石発作 ● パニック発作 ● 肋間神経痛 ● 帯状疱疹 ● 大動脈解離 ● 肺血栓塞栓症 ● 心筋梗塞 ● 不整脈 ● 緊張性気胸 ● 妊娠高血圧腎症 ● HELLP 症候群

妊娠期別 鑑別疾患マトリクス

妊娠後期	分娩期	産褥期
● 絨毛膜羊膜炎（子宮内感染）	● 絨毛膜羊膜炎（子宮内感染）	● 産褥熱
● 劇症型 GAS 感染症	● 劇症型 GAS 感染症	● 乳腺炎
● 感冒	● 生理的発熱	● 子宮筋層内膜炎
● インフルエンザ	● 感冒	● 劇症型 GAS 感染症
● 新型コロナウイルス感染症	● インフルエンザ	● 感冒
● マイコプラズマ肺炎	● 新型コロナウイルス感染症	● インフルエンザ
● オウム病	● マイコプラズマ肺炎	● 新型コロナウイルス感染症
● リステリア感染症	● オウム病	● マイコプラズマ肺炎
● 虫垂炎	● リステリア感染症	● オウム病
● 憩室炎	● 虫垂炎	● リステリア感染症
● 尿路感染症	● 憩室炎	● 虫垂炎
● 腎盂腎炎	● 尿路感染症	● 憩室炎
● 感染性胃腸炎	● 腎盂腎炎	● 尿路感染症
● 胆嚢炎	● 感染性胃腸炎	● 腎盂腎炎
● 膵炎	● 胆嚢炎	● 感染性胃腸炎
● 悪性腫瘍	● 膵炎	● 胆嚢炎
● 自己免疫疾患	● 悪性腫瘍	● 膵炎
	● 自己免疫疾患	● 悪性腫瘍
		● 自己免疫疾患
● 逆流性食道炎	● 逆流性食道炎	● 逆流性食道炎
● 胃・十二指腸潰瘍	● 胃・十二指腸潰瘍	● 胃・十二指腸潰瘍
● 胆石発作	● 胆石発作	● 胆石発作
● パニック発作	● パニック発作	● パニック発作
● 肋間神経痛	● 肋間神経痛	● 肋間神経痛
● 帯状疱疹	● 帯状疱疹	● 帯状疱疹
● 大動脈解離	● 大動脈解離	● 大動脈解離
● 肺血栓塞栓症	● 肺血栓塞栓症	● 肺血栓塞栓症
● 心筋梗塞	● 心筋梗塞	● 心筋梗塞
● 不整脈	● 不整脈	● 不整脈
● 緊張性気胸	● 緊張性気胸	● 緊張性気胸
● 周産期心筋症	● 周産期心筋症	● 周産期心筋症
● 妊娠高血圧腎症	● 妊娠高血圧腎症	● 産褥 HELLP 症候群
● HELLP 症候群	● HELLP 症候群	● 羊水塞栓症
	● 羊水塞栓症	

症状	妊娠初期	妊娠中期
呼吸困難	● 肺血栓塞栓症 ● 不整脈 ● 甲状腺クリーゼ ● 褐色細胞腫クリーゼ ● 喉頭浮腫 ● 喉頭蓋炎 ● 気道異物 ● 気管支喘息 ● 肺炎 ● 肺水腫 ● 急性呼吸促迫症候群 ● 間質性肺炎 ● 出血（異所性妊娠、卵巣出血） ● 脱水（重症悪阻） ● 心不全 ● 敗血症（溶血性レンサ球菌感染症） ● アナフィラキシー ● 乳酸アシドーシス（ショック、肝不全） ● ケトアシドーシス（重症悪阻、糖尿病性） ● 中毒	● 急性心筋梗塞 ● 急性大動脈解離 ● 肺血栓塞栓症 ● HELLP 症候群 ● 不整脈 ● 甲状腺クリーゼ ● 褐色細胞腫クリーゼ ● マグネシウム中毒 ● 喉頭浮腫 ● 喉頭蓋炎 ● 気道異物 ● 気管支喘息 ● 肺炎 ● 肺水腫（妊娠高血圧症候群、リトドリンの副作用、心不全） ● 急性呼吸促迫症候群 ● 間質性肺炎 ● 出血（常位胎盤早期剝離、前置胎盤、子宮破裂、SHiP） ● 仰臥位低血圧症候群 ● 心不全 ● 周産期心筋症 ● 先天性心疾患 ● 敗血症（溶血性レンサ球菌感染症） ● アナフィラキシー ● 乳酸アシドーシス（ショック、肝不全、急性妊娠脂肪肝） ● ケトアシドーシス（糖尿病性） ● 中毒

妊娠期別 鑑別疾患マトリクス

妊娠後期	分娩期	産褥期
● 急性心筋梗塞	● 急性心筋梗塞	● 急性心筋梗塞
● 急性大動脈解離	● 急性大動脈解離	● 急性大動脈解離
● 肺血栓塞栓症	● 肺血栓塞栓症	● 肺血栓塞栓症
● HELLP 症候群	● 羊水塞栓症	● 不整脈
● 不整脈	● HELLP 症候群	● 甲状腺クリーゼ
● 甲状腺クリーゼ	● 不整脈	● 褐色細胞腫クリーゼ
● 褐色細胞腫クリーゼ	● 甲状腺クリーゼ	● 喉頭浮腫
● マグネシウム中毒	● 褐色細胞腫クリーゼ	● 喉頭蓋炎
● 喉頭浮腫	● 高位脊髄くも膜下麻酔	● 気道異物
● 喉頭蓋炎	● マグネシウム中毒	● 気管支喘息
● 気道異物	● 喉頭浮腫	● 肺炎
● 気管支喘息	● 喉頭蓋炎	● 肺水腫（妊娠高血圧症候群、心不全）
● 肺炎	● 気道異物	● 急性呼吸促迫症候群
● 肺水腫（妊娠高血圧症候群、リトドリンの副作用、心不全）	● 気管支喘息	● 間質性肺炎
● 急性呼吸促迫症候群	● 肺炎	● 出血（産科危機的出血、RPOC）
● 間質性肺炎	● 肺水腫（妊娠高血圧症候群、リトドリンの副作用、心不全）	● 心不全
● 出血（常位胎盤早期剥離、前置胎盤、子宮破裂、SHiP）	● 急性呼吸促迫症候群	● 周産期心筋症
● 仰臥位低血圧症候群	● 間質性肺炎	● 敗血症（溶血性レンサ球菌感染症、産褥熱）
● 心不全	● 出血（産科危機的出血）	● アナフィラキシー
● 周産期心筋症	● 仰臥位低血圧症候群	● HELLP 症候群
● 先天性心疾患	● 心不全	● 乳酸アシドーシス（ショック）
● 敗血症（溶血性レンサ球菌感染症）	● 周産期心筋症	● ケトアシドーシス（糖尿病性）
● アナフィラキシー	● 先天性心疾患	● 中毒
● 乳酸アシドーシス（ショック、急性妊娠脂肪肝、肝不全）	● 敗血症（溶血性レンサ球菌感染症）	
● ケトアシドーシス（糖尿病性）	● アナフィラキシー	
● 中毒	● 乳酸アシドーシス（ショック）	
	● ケトアシドーシス（糖尿病性）	
	● 中毒	

症状	妊娠初期	妊娠中期
意識障害	● 脳梗塞 ● 脳出血 ● くも膜下出血 ● もやもや病 ● 脳動静脈奇形 ● けいれん発作 ● てんかん発作 ● けいれん性てんかん重積 ● 脳炎 ● 髄膜炎 ● PRES／RCVS ● 出血性ショック ● 低血糖 ● 糖尿病性ケトアシドーシス ● 甲状腺機能亢進症 ● 高血圧緊急症 ● 電解質異常 ● 敗血症 ● Wernicke 脳症 ● 肝性脳症 ● 肺性脳症 ● 内分泌疾患 ● 中毒 ● アナフィラキシー ● 熱中症 ● 低体温症 ● 転換性障害（ヒステリー） ● 心原性失神 ● 器質的疾患による失神 ● 反射性失神 ● 筋緊張性頭痛	● 脳梗塞 ● 脳出血 ● くも膜下出血 ● もやもや病 ● 脳動静脈奇形 ● 子癇 ● けいれん発作 ● てんかん発作 ● 非けいれん性てんかん重積 ● 脳炎 ● 髄膜炎 ● PRES／RCVS ● ショック ● 低血糖 ● 糖尿病性ケトアシドーシス ● 甲状腺機能亢進症 ● 電解質異常 ● 敗血症 ● Wernicke 脳症 ● 肝性脳症 ● 肺性脳症 ● 内分泌疾患 ● 中毒 ● アナフィラキシー ● 熱中症 ● 低体温症 ● 転換性障害（ヒステリー） ● 心原性失神 ● 器質的疾患による失神 ● 反射性失神 ● 筋緊張性頭痛 ● 妊娠高血圧症候群 ● HELLP 症候群 ● 高血圧緊急症

妊娠期別 鑑別疾患マトリクス

妊娠後期	分娩期	産褥期
● 脳梗塞	● 脳梗塞	● 脳梗塞
● 脳出血	● 脳出血	● 脳出血
● くも膜下出血	● くも膜下出血	● くも膜下出血
● もやもや病	● もやもや病	● もやもや病
● 脳動静脈奇形	● 脳動静脈奇形	● 脳動静脈奇形
● 子癇	● 子癇	● 子癇
● けいれん発作	● けいれん発作	● けいれん発作
● てんかん発作	● てんかん発作	● てんかん発作
● 非けいれん性てんかん重積	● 非けいれん性てんかん重積	● 非けいれん性てんかん重積
● 脳炎	● 脳炎	● 脳炎
● 髄膜炎	● 髄膜炎	● 髄膜炎
● PRES／RCVS	● PRES／RCVS	● PRES／RCVS
● ショック	● 羊水塞栓症	● 出血性ショック
● 低血糖	● ショック	● 子宮破裂
● 糖尿病性ケトアシドーシス	● 低血糖	● 羊水塞栓症
● 甲状腺機能亢進症	● 糖尿病性ケトアシドーシス	● 子宮内反症
● 電解質異常	● 甲状腺機能亢進症	● 肺血栓塞栓症
● 敗血症	● 電解質異常	● 周産期心筋症
● Wernicke 脳症	● 敗血症	● 低血糖
● 肝性脳症	● Wernicke 脳症	● 糖尿病性ケトアシドーシス
● 肺性脳症	● 肝性脳症	● 甲状腺機能亢進症
● 内分泌疾患	● 肺性脳症	● 電解質異常
● 中毒	● 内分泌疾患	● 敗血症
● アナフィラキシー	● 局所麻酔薬中毒	● Wernicke 脳症
● 熱中症	● アナフィラキシー	● 肝性脳症
● 低体温症	● 全脊髄くも膜下麻酔	● 肺性脳症
● 転換性障害（ヒステリー）	● 熱中症	● 内分泌疾患
● 心原性失神	● 低体温症	● 中毒
● 器質的疾患による失神	● 転換性障害（ヒステリー）	● アナフィラキシー
● 反射性失神	● 心原性失神	● 熱中症
● 筋緊張性頭痛	● 器質的疾患による失神	● 低体温症
● 妊娠高血圧症候群	● 反射性失神	● 転換性障害
● HELLP 症候群	● 筋緊張性頭痛	● 心原性失神
● 高血圧緊急症	● 妊娠高血圧症候群	● 器質的疾患による失神

症状	妊娠初期	妊娠中期
意識障害		
胎児心拍異常	● 絨毛膜羊膜炎（子宮内感染） ● 常位胎盤早期剥離	● 絨毛膜羊膜炎（子宮内感染） ● 常位胎盤早期剥離
異常分娩		

妊娠期別 鑑別疾患マトリクス

妊娠後期	分娩期	産褥期
	● HELLP 症候群 ● 高血圧緊急症 ● 弛緩出血	● 反射性失神 ● 筋緊張性頭痛 ● 妊娠高血圧症候群 ● HELLP 症候群 ● 高血圧緊急症
● 絨毛膜羊膜炎（子宮内感染） ● 常位胎盤早期剝離 ● 臍帯下垂 ● 臍帯脱出 ● 臍帯卵膜付着 ● 過強陣痛 ● 子宮破裂 ● 無痛分娩（過強陣痛）		
● 回旋異常 ● 児頭骨盤不均衡 ● 無痛分娩（続発性微弱陣痛・ 回旋異常・第 2 期遷延）		

第1部

鑑別編

CHAPTER 1

出血

① 妊娠初期

性器出血

子宮腟部の診察

・子宮頸がん
・子宮頸管ポリープ

経腟超音波断層法

子宮腔に胎嚢あり　　　　　　　　　　子宮腔に胎嚢なし

正常な
胎嚢あり　　胎嚢の形態が　　胎嚢の位置が　　・完全流産
　　　　　　正常ではない　　正常ではない　　・異所性妊娠
　　　　　　　　　　　　　　　　　　　　　　（卵管妊娠など）

周囲に血腫

絨毛膜下血腫　　切迫流産　　絨毛性疾患　　・進行流産
　　　　　　　　　　　　　　　　　　　　・異所性妊娠
　　　　　　　　　　　　　　　　　　　　（頸管妊娠など）

- -

腹腔内出血

異所性妊娠

妊娠初期の出血の特徴

○ 少量で持続的、もしくは繰り返す場合が多い。

○ 妊娠と関連のない器質的疾患の除外から行う。

○ 経腟超音波断層法で胎嚢（GS）の有無、位置、形態に着目して鑑別を進める。

第1部　鑑別編

妊娠初期の出血の鑑別ポイント

　妊娠初期の出血では、まず妊娠と関連のない器質的疾患を除外することが重要である。子宮頸がんの約3%は妊娠中に診断される。腟鏡診と内診で硬い腫瘤が疑われる場合、子宮頸部細胞診まで行い、明らかな子宮頸がんを見逃さないように心がける。子宮頸管ポリープも出血の原因となるため、腟鏡診で存在を確認する。

　子宮腔からの出血が疑われる場合、経腟超音波断層法で診察を行い、胎囊（GS）の有無、形態、位置を確認する。子宮腔にGSが認められない場合、完全流産や子宮腔以外に着床した異所性妊娠（卵管妊娠など）を考える。正常子宮腔以外の部位にGSがみられる場合、出血が持続していれば進行流産を考えるが、頸管妊娠や帝王切開瘢痕部妊娠といった異所性妊娠の可能性もあり、カラードプラ法を組み合わせて着床部を慎重に判断する。またGSの形態に異常がみられる場合は絨毛性疾患を疑い、血液検査でhCG値を計測して鑑別を進める。GSの所見に異常が認められない場合は切迫流産を考えるが、GSの周囲に血液貯留が疑われる場合は絨毛膜下血腫の可能性があり、妊娠中期の胎盤形成後も血腫が持続するか注意して経過観察する必要がある。腹腔内での出血が疑われる場合には異所性妊娠の破裂を来している可能性があり、バイタル異常や腹痛の症状、hCG値を確認しつつ必要に応じて治療介入を行う。

引用・参考文献

1) Le Guévelou J, et al. Cervical Cancer Associated with Pregnancy：Current Challenges and Future Strategies. Cancers（Basel）. 2024；16（7）：1341.

2) 日本産科婦人科学会編. "異所性妊娠". 産科婦人科用語集・用語解説集. 改訂第4版. 東京, 日本産科婦人科学会, 2018, 6.

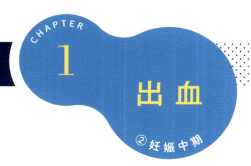

CHAPTER 1 出血
② 妊娠中期

```
                        性器出血
                           │
                      子宮腟部の診察
  ・子宮頸がん ─────────────┤
  ・子宮頸管ポリープ          │
                      超音波断層法 ──── 腹部緊満、腹痛、胎動減少、
                           │            板状硬、胎児機能不全
                           │                    │
                           │              常位胎盤早期剝離

  胎盤が内子宮口を      胎盤辺縁に      子宮頸管長の
       覆う              血腫            短縮
        │                │              │
     前置胎盤         絨毛膜下血腫      切迫流早産
                         │
                        CAOS
```

妊娠中期の出血の特徴

○ 子宮収縮を伴い、子宮頸管長の短縮や内子宮口の開大がみられる場合、切迫流早産を疑う。
○ 繰り返す絨毛膜下血腫では子宮内感染や慢性早剝羊水過少症候群（CAOS）への移行に注意する。
○ 前置胎盤の警告出血は誘因なく突然出現し、発症後は入院管理を原則とする。

第1部　鑑別編

妊娠中期の出血の鑑別ポイント

　妊娠中期の出血の原因は多岐にわたるが、まずは腟鏡診で子宮腟部を観察し、出血の性状や子宮頸がん、子宮頸管ポリープといった器質性疾患の有無を確認する。

　超音波断層法を施行し、子宮頸管長の短縮、内子宮口の開大が認められ、子宮収縮も伴っている場合、切迫流早産を鑑別に挙げる。切迫流早産の診断後は子宮内感染の有無に留意し、児娩出か妊娠延長を目指すべきかを慎重に判断する。胎盤辺縁に血腫がみられる場合は絨毛膜下血腫が疑われる。繰り返す絨毛膜下血腫は子宮内感染や慢性早剝羊水過少症候群（chronic abruption-oligohydramnios sequerce；CAOS）に移行する可能性があり、全身状態の観察や経腹超音波断層法で羊水量の確認を行う。特にCAOSへ進展した場合、出産時の平均在胎期間は25週と超早産に至る可能性が非常に高く、児の予後も不良であることから慎重な対応が求められる。

　胎盤が内子宮口付近に位置している場合は、前置胎盤に伴う疼痛のない警告出血を考える。一度警告出血を来した前置胎盤症例では、止血と出血を反復しながら次第に増強して大出血に至る可能性があることから、原則として高次医療機関での入院管理とする。

　また、喫煙や妊娠高血圧症候群、常位胎盤早期剝離既往などのリスクを有する妊婦では、腹部緊満、腹痛、胎動減少などの症状に加え、腹部の触診で板状硬、ノンストレステスト（NST）で胎児機能不全がみられた場合、常位胎盤早期剝離を念頭に置く。

引用・参考文献

1) Chigusa Y, et al. Chronic abruption-oligohydramnios sequence(CAOS)revisited：possible implication of premature rupture of membranes. J Matern Fetal Neonatal Med. 2022；35（25）：6894-900.

2) 日本産科婦人科学会編．"警告出血"．産科婦人科用語集・用語解説集．改訂第4版．東京，日本産科婦人科学会，2018，55.

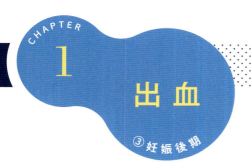

CHAPTER 1 出血
③妊娠後期

```
                        性器出血
            腹部緊満、腹痛、胎動減少、
            板状硬、胎児機能不全
                                              常位胎盤早期剝離
                    超音波断層法

  臍帯血管が          胎盤が         子宮頸管長の      胎盤後血腫
  内子宮口周辺に位置   内子宮口を覆う   短縮

    前置血管          前置胎盤         切迫早産
```

妊娠後期の出血の特徴

- 常位胎盤早期剝離では自覚症状とノンストレステスト（NST）などの他覚所見を重視し、超音波所見の有無にこだわらない。
- 前置胎盤の大量出血時には母体の循環血漿量低下に注意し、妊娠終結の判断を適切に行う。
- 前置血管の破綻による出血は胎児にとって致命的であり、ハイリスク症例では日頃から内子宮口周辺を確認しておく。

妊娠後期の出血の鑑別ポイント

妊娠後期の性器出血は状況によって積極的な妊娠終結が必要となるため、正確な臨床診断が必要不可欠である。まずは妊娠中期と同様に常位胎盤早期剥離を示唆する自覚症状、他覚所見に注意する。胎盤早期剥離の超音波所見である胎盤肥厚や胎盤後血腫は、発症初期では観察困難で診断の感度が低いことから、所見がなくとも胎盤早期剥離を否定しないようにする。

子宮頸管長の短縮がみられる場合は切迫早産を考え、感染の有無や妊娠週数を確認し、子宮収縮抑制の適応があるか判断する。

妊娠後期の前置胎盤症例の出血は、反復するたびに増量していく傾向があり、大量出血時は母体の循環血漿量を保持するため輸液または輸血を行う。

大量出血が持続する場合や、NST で胎児機能不全が疑われる状況では、緊急帝王切開術を考慮する必要がある。また、臍帯血管が内子宮口周辺に位置する前置血管の状態で、陣痛や破水に伴い血管が断裂することで生じる性器出血の場合、高率に胎児機能不全や胎児死亡につながることから、早急に緊急帝王切開術を決断する必要がある。前置血管の発生率は約 2,000 人に 1 人であり、特に臍帯卵膜付着や副胎盤を有する症例では、日頃から注意して超音波断層法で前置血管の有無を確認しておく。

📖 **引用・参考文献**

1) 日本産科婦人科学会編. "常位胎盤早期剥離". 産科婦人科用語集・用語解説集. 改訂第 4 版. 東京, 日本産科婦人科学会, 2018, 158-9.
2) 日本産科婦人科学会編. "前置血管". 前掲書 1. 203.
3) Oyelese Y, et al. Vasa Previa. Obstet Gynecol. 2023；142（3）：503-18.

CHAPTER 1

出血

④分娩期

分娩後の性器出血

子宮頸部、腟壁の診察 → 産道裂傷（頸管、腟壁）

経腹超音波断層法

子宮底部が陥凹 → 子宮内反

胎盤が残存 → 胎盤遺残（癒着胎盤）

Dynamic CT

早期層での血管外漏出像あり
- ・PRACE
- ・子宮動脈損傷

早期層での血管外漏出像なし
- ・弛緩出血
- ・羊水塞栓症

その他の出血

腹腔内
- ・子宮破裂
- ・子宮動脈損傷

その他
- 後腹膜・腟壁・会陰血腫

分娩期の出血の特徴

- ○ 短時間で大量出血を来し、ショック状態となる。
- ○ 初期対応と鑑別を同時かつ迅速に行う。
- ○ 循環動態を安定させたうえで Dynamic CT を撮影し、難治性の出血か判断を行う。

第 1 部　鑑別編

分娩時の出血の鑑別ポイント

　分娩時の大量出血は母体死亡の主要な原因であり、異常な出血を早期に知覚し初期対応を行いながら、迅速に鑑別を進める必要がある。胎盤が娩出されたあと、まず子宮下部の腔内に貯留する凝血塊を排出する初期化の操作を行う。次に腔鏡診を行い、強出血を伴う産道裂傷（頸管、腟壁など）がないかを確認する。経腹超音波断層法を施行し、子宮内腔に血流を伴う遺残物が認められる場合は胎盤遺残を、子宮底部の陥凹がみられる場合は子宮内反症を鑑別に挙げる。

　初期化の操作後の腔鏡診で後腟円蓋部の血液を拭ったあと、外子宮口から何秒で血液が腔内に貯留するかをカウントする。5秒以内の場合は次の処置に進む前に子宮底の輪状マッサージや子宮収縮薬の増量を行い、状況次第で子宮内バルーンを挿入して双手圧迫を併用する。止血困難時やバイタル異常が持続する場合、静脈路を十分確保し、必要に応じて輸血を投与しながら循環動体を安定化させる。

　Dynamic CT を撮影し、子宮内腔に血管外漏出像がみられる場合、難治性の弛緩出血（postpartum hemorrhage resistance to treatment showing arterial contrast extravasation on dynamic CT；PRACE）や帝王切開術後に子宮動脈の損傷を来した可能性を考え、子宮動脈塞栓術を検討する。血管外漏出像がない場合は基本的に弛緩出血として対応するが、突然発症する呼吸困難や著明な凝固障害などを伴う場合、羊水塞栓症を鑑別に挙げ、凝固因子の迅速な補充を行う。腹腔内出血がみられる場合は子宮破裂や子宮動脈の損傷を考えて子宮動脈塞栓術または開腹止血術を検討する。外出血や腹腔内出血がみられない出血性ショックでは、後腹膜血腫や腟壁、会陰の血腫を鑑別に挙げる。

引用・参考文献

1)　Ikeda A, et al. Novel subtype of atonic postpartum hemorrhage；dynamic computed tomography evaluation of bleeding characteristics and the uterine cavity. J Matern Fetal Neonatal Med. 2020；33（19）：3286-92.

2)　日本産科婦人科学会編. "羊水塞栓症". 産科婦人科用語集・用語解説集. 改訂第 4 版. 東京, 日本産科婦人科学会, 2018, 359.

CHAPTER 1

出血

⑤産褥期

性器出血

子宮腟部の診察

・子宮頸がん
・子宮頸管ポリープ

超音波断層法

子宮内に凝血塊の
貯留あり

子宮内に血流を伴う
腫瘤像あり

子宮復古不全

・RPOC*
・絨毛性疾患

*retained product of conception

産褥期の出血の特徴

○ 子宮収縮不良と子宮腔に凝血塊の貯留が認められる場合、子宮復古不全を考える。

○ 子宮腔に血流を伴う高輝度腫瘤がみられたら RPOC を疑い、安易な子宮内操作は控える。

○ 後期分娩後異常出血では母体の循環血漿量が急激に減少していることに留意する。

第1部 鑑別編

産褥期の出血の鑑別ポイント

産褥期の出血は通常、悪露として経過観察を行うが、まず妊娠に関連のない子宮頸がんや子宮頸管ポリープなどの器質的疾患が原因でないか診察で確認する。子宮口からの出血量が多い場合は子宮復古不全が鑑別に挙がる。触診で子宮底の位置が高く硬度が軟であり、超音波断層法で子宮腔に凝血塊の貯留が認められる。積極的な歩行や子宮収縮薬の投与による保存的加療で子宮復古不全の改善を目指す。

超音波断層法で子宮腔に血流を伴う高輝度腫瘤がみられる場合は、RPOC（retained product of conception）を考える。血液検査では hCG 値が上昇していることが多く、子宮収縮薬やエストロゲン・黄体ホルモン併用療法による保存療法を行うが、安易に子宮内操作を行うと大出血する可能性がある。

産褥期は母体の循環血漿量が急激に減少し、非妊娠女性とさほど変わらない値になるため、分娩直後に比べ、より少ない出血量で重篤な状態に陥ることが推定される。RPOC が原因で後期分娩後異常出血（分娩後 24 時間から 12 週間の異常出血）を来した場合、早急な搬送や輸血を検討し、出血持続やバイタル異常がある場合は子宮動脈塞栓術による止血を考慮する。

また分娩後の出血で子宮内に腫瘤がみられる場合、頻度は高くないが妊娠に続発した絨毛性疾患の可能性は念頭に置くようにする。

引用・参考文献

1）日本産科婦人科学会編."子宮復古不全".産科婦人科用語集・用語解説集.改訂第4版.東京,日本産科婦人科学会,2018,137.

2）Yamaguchi M, et al. Efficacy of estrogen-progestogen therapy for women with vascular retained products of conception following miscarriage or abortion. Taiwan J Obstet Gynecol. 2023；62（5）：661-666.

（岩越　裕、近藤英治）

CHAPTER 2 腹痛

① 妊娠初期

子宮内に胎嚢がある

YES → 卵巣腫瘍（子宮筋腫）があり、同部位に一致した疼痛がある

NO → 子宮内に胎嚢を確認されたことが一度もない

卵巣腫瘍（子宮筋腫）があり、同部位に一致した疼痛がある
- YES → ・卵巣腫瘍茎捻転　・子宮筋腫変性痛
- NO → マックバーニー圧痛点に圧痛や腹膜刺激徴候がある

子宮内に胎嚢を確認されたことが一度もない
- YES → 異所性妊娠
- NO → 完全流産

マックバーニー圧痛点に圧痛や腹膜刺激徴候がある
- YES → 虫垂炎
- NO → 切迫流産

妊娠初期の腹痛の特徴

○ 異所性妊娠：腹痛のパターンはさまざまだが、下腹部または片側性の鋭い痛みで突然始まり、徐々に悪化することがある。痛みが肩に放散することもある。

○ 完全流産：組織排出時に強い腹痛が生じ、その後、痛みが軽減することが多い。

○ 子宮筋腫変性痛：軽度から重度の下腹部痛で幅が広い。痛みは持続的で、圧痛を伴うことが多い。

○ 卵巣腫瘍茎捻転：突然の激しい下腹部または片側性の痛みで嘔気・嘔吐を伴うことが多い。身体を動かすと痛みが悪化する。

○ 虫垂炎：臍周囲の鈍い痛みから右下腹部に移行する。痛みは徐々に増強し、鋭くなり、反跳痛がみられることが多い。

○ 切迫流産：下腹部の圧迫感または鈍痛で出血を伴うことが多い。

第1部 鑑別編

妊娠初期の腹痛の鑑別ポイント

　妊娠初期の腹痛の診断では、生命に関わる異所性妊娠の可能性を最優先に検討する必要がある。超音波検査で子宮内に胎嚢が確認できるかを確認する。今まで一度も子宮内に胎嚢が確認できない、かつダグラス窩に液体貯留を認める場合は異所性妊娠を強く疑う。これは腹腔内出血を示唆する所見であり、ショック症状（血圧低下、冷や汗、頻脈、意識レベル低下）になっていないか注意する。腹痛の強さやパターンはさまざまであるが、下腹部または片側性の鋭い痛みで突然始まり、徐々に悪化することがある。腹腔内出血による横隔膜刺激で肩への放散痛を認める場合がある。性器出血を認める場合も多い。今まで子宮内に胎嚢が確認できていたが、診察時に子宮内に胎嚢を確認できない、そして外出血や胎嚢排泄がある場合は完全流産の診断となる。完全流産は排泄時に強い腹痛を生じるが、組織排出とともに痛みが軽減することが多い。

　卵巣腫瘍茎捻転は突然の激しい下腹部または片側性（腫瘍がある側）の疼痛で嘔気・嘔吐を伴うことが多い。身体を動かすと痛みが悪化する。子宮筋腫変性痛は、直径5cmを超える平滑筋腫で、一般的である。ほとんどは局所的な疼痛のみであるが、発熱や腹膜刺激徴候、嘔気嘔吐が起こることもある。

　虫垂炎の最も一般的な症状は腹痛であり、最初は臍周囲に出現し、炎症が進むにつれて右下腹部に広がるのが典型的である。そのほかに発熱、食欲不振、倦怠感、嘔気・嘔吐、便秘や下痢などの症状を認めることもある。マックバーニー圧痛点に圧痛や腹膜刺激徴候を認める場合は虫垂炎を強く疑う。

　切迫流産における腹痛は軽度から重度まで幅が広いが、下腹部の圧迫感または鈍痛で出血を伴うことが多い。

引用・参考文献

1) Alkatout I, et al. Clinical diagnosis and treatment of ectopic pregnancy. Obstet Gynecol Surv. 2013；68（8）：571-81.

2) Hasson J, et al. Comparison of adnexal torsion between pregnant and nonpregnant women. Am J Obstet Gynecol. 2010；202（6）：536.e1-6.

3) Ezzedine D, Norwitz ER. Are Women With Uterine Fibroids at Increased Risk for Adverse Pregnancy Outcome? Clin Obstet Gynecol. 2016；59（1）：119-27.

4) Zachariah SK, et al. Management of acute abdomen in pregnancy：current perspectives. Int J Womens Health. 2019；11：119-34.

CHAPTER 2

腹 痛

② 妊娠中期

急激な痛みで持続的

- **YES** → 胎盤後血腫や肥厚を認める
  - **YES** → **常位胎盤早期剝離**
  - **NO** → 肝酵素上昇や血小板低下あり
    - **YES** → **HELLP症候群**
    - **NO** → 卵巣腫瘍があり、同部位に疼痛がある
      - **YES** → **卵巣腫瘍茎捻転**
      - **NO** → **尿路結石など**

- **NO** → 発熱や白血球上昇あり
  - **YES** → マックバーニー圧痛点に圧痛や腹膜刺激徴候がある
    - **YES** → **虫垂炎**
    - **NO** → 子宮圧痛あり
      - **YES** → 子宮筋腫に限局した圧痛
        - **YES** → **子宮筋腫変性痛**
        - **NO** → **絨毛膜羊膜炎**
      - **NO** → **尿路感染症など**
  - **NO** → **切迫早産など**

妊娠中期の腹痛の特徴

○ 常位胎盤早期剝離：突然の強い持続的な腹痛で、板状硬を認める。

○ HELLP 症候群：上腹部や心窩部に鋭い痛みや圧痛がある。

○ 卵巣腫瘍茎捻転：突然の激しい下腹部または片側性の痛みで、身体を動かすと痛みが悪化する。

○ 尿路結石：突然の激しい側腹部痛を生じ、腹膜刺激徴候はない。身体を動かしても安静にしても疼痛は改善しない。

○ 虫垂炎：臍周囲の鈍い痛みから右下腹部に移行する。痛みは徐々に増強し、鋭くなり、反跳痛がみられることが多い。

○ 子宮筋腫変性痛：軽度から重度の下腹部痛で幅が広い。痛みは持続的で、子宮筋腫部位に圧痛を伴うことが多い。

○ 絨毛膜羊膜炎：発熱が主症状で、腹痛としては子宮の圧痛が典型症状である。

○ 尿路感染症（腎盂腎炎）：側腹部痛とともに肋骨脊柱角（CVA）叩打痛が典型的な所見である。

○ 切迫早産：お腹が硬く張るのが特徴的で、出血を伴うことが多い。

第 1 部　鑑別編

妊娠中期の腹痛の鑑別ポイント

　まずは母児の生命を脅かす疾患を真っ先に鑑別すべきである。常位胎盤早期剝離の典型的な症状は突然の強い腹痛で、板状硬を呈する。痛みは持続的で、外出血を伴うことがある。大量出血がある場合、母体のショック症状に注意する。腹部超音波で胎盤肥厚や胎盤後血腫を認めると診断できるが、発症初期は超音波所見が顕在化しないため、所見が認められないからといって否定することはできない。

　HELLP症候群では血液検査で肝酵素上昇や血小板低下を認める。上腹部や心窩部に鋭い痛みや圧痛があり、嘔気・嘔吐、全身倦怠感、重度の浮腫や高血圧による頭痛や視覚異常を認めることもある。

　卵巣腫瘍茎捻転は突然の激しい下腹部または片側性（腫瘍がある側）の疼痛で、嘔気・嘔吐を伴うことが多い。身体を動かすと痛みが悪化する。

　尿路結石は突然の激しい側腹部痛が生じ、身体を動かしても安静にしても疼痛は改善しない。腹膜刺激徴候はなく、尿潜血や肉眼的血尿を伴うことが多い。

　発熱や白血球の上昇がある場合はその原因検索を行う。虫垂炎では臍周囲に腹痛が出現し、炎症が進むにつれて右下腹部に広がるのが典型的である。マックバーニー圧痛点に圧痛や腹膜刺激徴候を認める場合は虫垂炎を強く疑う。

　子宮筋腫があり筋腫に限局した圧痛がある場合は子宮筋腫変性痛である。ほとんどは局所的な疼痛のみであるが、発熱や腹膜刺激徴候、嘔気・嘔吐が起こることもある。絨毛膜羊膜炎は発熱が主症状で、腹痛としては子宮全体の圧痛が典型症状である。ほかに羊水や帯下の汚染・悪臭、胎児や母体の頻脈などが認められる。

　尿路感染症（腎盂腎炎）では発熱や側腹部痛、嘔気・嘔吐とともに肋骨脊柱角（CVA）叩打痛、膿尿が典型的な所見である。

　切迫早産では周期的な子宮収縮と子宮頸管の短縮や開大がみられる。お腹が硬く張るのが特徴的で、しばしば出血を伴う。ただし、常位胎盤早期剝離が原因で子宮収縮を認めることがあり、両者の鑑別が難しいことがある。

引用・参考文献

1) Zachariah SK, et al. Management of acute abdomen in pregnancy：current perspectives. Int J Womens Health. 2019；11：119-34.

2) Lueth A, et al. Prospective evaluation of placental abruption in nulliparous women. J Matern Fetal Neonatal Med. 2022；35（25）：8603-10.

3) Reubinoff BE, Schenker JG. HELLP syndrome--a syndrome of hemolysis, elevated liver enzymes and low platelet count--complicating preeclampsia-eclampsia. Int J Gynaecol Obstet. 1991；36（2）：95-102.

CHAPTER 2
腹 痛
③ 妊娠後期

急激な痛みで持続的

- YES
  - **胎盤後血腫や肥厚を認める**
    - YES → **常位胎盤早期剝離**
    - NO → **腹腔内出血あり**
      - YES → **子宮破裂**
      - NO → **肝酵素上昇や血小板低下あり**
        - YES → **HELLP症候群**
        - NO → **尿路結石など**
- NO
  - **発熱や白血球上昇あり**
    - YES → **マックバーニー圧痛点に圧痛や腹膜刺激徴候がある**
      - YES → **虫垂炎**
      - NO → **子宮圧痛あり**
        - YES → **子宮筋腫に限局した圧痛**
          - YES → **子宮筋腫変性痛**
          - NO → **絨毛膜羊膜炎**
        - NO → **尿路感染症など**
    - NO → **切迫早産など**

妊娠後期の腹痛の特徴

○ 常位胎盤早期剝離：突然の強い腹痛が生じ、板状硬を認める。痛みは持続的で、外出血を伴うことがある。

○ 子宮破裂：突然の強い腹痛で持続的である。ショック症状を認める。

○ HELLP 症候群：上腹部や心窩部に鋭い痛みや圧痛がある。

○ 尿路結石：急性の側腹部痛を呈し、鼠径部または下腹部に放散することが多い。

○ 虫垂炎：臍周囲の鈍い痛みから右下腹部に移行する。痛みは徐々に増強し、鋭くなり、反跳痛がみられることが多い。嘔気・嘔吐、発熱を伴うことがある。

○ 子宮筋腫変性痛：軽度から重度の下腹部痛で幅が広い。痛みは持続的で、子宮筋腫部位に圧痛を伴うことが多い。

○ 絨毛膜羊膜炎：発熱が主症状で、腹痛としては子宮の圧痛が典型症状である。

○ 尿路感染症：側腹部痛や肋骨脊柱角（CVA）叩打痛が特徴的で、発熱や排尿症状を伴う。

○ 切迫早産：お腹が硬く張るのが特徴的で、出血を伴うことが多い。

36　ペリネイタルケア 2025 新春増刊

第1部　鑑別編

妊娠後期の腹痛の鑑別ポイント

　妊娠後期は子宮破裂も真っ先に鑑別すべき疾患に入る。母体のショック症状では大量出血が示唆される。腹部超音波で胎盤後血腫や肥厚を認める場合は常位胎盤早期剥離、腹腔内出血を認める場合は子宮破裂の診断となる。しかし発症初期は超音波所見が顕在化しないため、所見が認められないからといって否定することはできない。両者とも突然の強い腹痛で、痛みは持続的である。

　HELLP症候群は血液検査による肝酵素上昇や血小板低下で診断することができる。症状としては上腹部や心窩部に鋭い痛みや圧痛があり、嘔気・嘔吐、全身倦怠感がみられることもある。また、高血圧により頭痛や視覚異常を認めることもあり、重度の浮腫が診断のきっかけになることもある。尿路結石では突然の激しい側腹部痛が生じ、身体を動かしても安静にしても疼痛は改善しない。腹膜刺激徴候はなく、尿潜血や肉眼的血尿を伴うことが多い。

　発熱や白血球の上昇がある場合はその原因検索を行う。虫垂炎は妊娠後期になると痛みが腹部の中央または右上腹部に限局することがある。マックバーニー圧痛点に圧痛を認めることが一般的だが、反跳痛や筋性防御は少なくなる。

　子宮に圧痛を認める場合、子宮筋腫があり筋腫に限局した圧痛がある場合は子宮筋腫変性痛である。直径5cmを超える平滑筋腫で起こることが多い。ほとんどは局所的な疼痛のみであるが、発熱や腹膜刺激徴候、嘔気・嘔吐が起こることもある。

　絨毛膜羊膜炎では発熱が主症状で、腹痛としては子宮全体の圧痛が典型症状である。ほかに羊水や帯下の汚染・悪臭、胎児や母体の頻脈などが認められる。尿路感染症（腎盂腎炎）では発熱や側腹部痛、嘔気・嘔吐とともに肋骨脊柱角（CVA）叩打痛、膿尿が典型的な所見である。

　切迫早産では周期的な子宮収縮と子宮頸管の短縮や開大がみられる。お腹が硬く張るのが特徴的で、しばしば出血を伴う。ただし、常位胎盤早期剥離が原因で子宮収縮を認めることがあり、両者の鑑別が難しいことがある。

引用・参考文献

1) Zachariah SK, et al. Management of acute abdomen in pregnancy：current perspectives. Int J Womens Health. 2019；11：119-34.

2) Lueth A, et al. Prospective evaluation of placental abruption in nulliparous women. J Matern Fetal Neonatal Med. 2022；35（25）：8603-10.

3) Reubinoff BE, Schenker JG. HELLP syndrome--a syndrome of hemolysis, elevated liver enzymes and low platelet count--complicating preeclampsia-eclampsia. Int J Gynaecol Obstet. 1991；36（2）：95-102.

CHAPTER 2

腹 痛

④ 分娩期

胎児心拍異常あり

YES — NO

腹腔内出血あり
YES — NO

子宮破裂　　胎盤後血腫や肥厚を認める
YES — NO

常位胎盤早期剥離　発熱や白血球上昇あり
YES — NO

絨毛膜羊膜炎　頻回の子宮収縮あり
YES — NO

過強陣痛　　**・児頭骨盤不均衡 ・回旋異常　など**

肝酵素上昇や血小板低下あり
YES — NO

HELLP症候群　頻回の子宮収縮あり
YES — NO

過強陣痛　　**・児頭骨盤不均衡 ・回旋異常　など**

分娩期の腹痛の特徴

○ 子宮破裂：突然の強い腹痛が生じ、持続的である。ショック症状を認める。

○ 常位胎盤早期剥離：突然の強い腹痛で、板状硬を認める。痛みは持続的で外出血を伴うことがある。

○ HELLP 症候群：上腹部や心窩部に鋭い痛みや圧痛がある。

○ 絨毛膜羊膜炎：発熱が主症状で、子宮への圧痛を認める。

○ 過強陣痛：通常の陣痛に比べて痛みが持続的で間隔が短くなることが特徴で、子宮が常に緊張している状態が続き、完全に弛緩しないことがある。

○ 回旋異常・児頭骨盤不均衡：分娩進行中に疼痛が増強する。

ペリネイタルケア 2025 新春増刊

分娩期の腹痛の鑑別ポイント

　胎児心拍数陣痛図にて胎児心拍異常を認める場合、その原因を検索することが重要となる。母体のショック症状（血圧低下、冷や汗、頻脈、意識レベル低下）は大量出血が示唆され、子宮破裂や常位胎盤早期剥離を鑑別に挙げる。腹部超音波で腹腔内出血を認める場合は子宮破裂の、胎盤後血腫や肥厚を認める場合は常位胎盤早期剥離の診断となる。両者とも突然の強い腹痛で、痛みは持続的である。常位胎盤早期剥離は外出血を伴うことがある。

　絨毛膜羊膜炎では発熱が主症状で、腹痛としては子宮の圧痛が典型症状である。また、胎児心拍数陣痛図では胎児頻脈を認め、ほかに羊水や帯下の汚染・悪臭、母体の頻脈などが認められる。

　HELLP症候群は血液検査による肝酵素上昇や血小板低下で診断することができる。上腹部や心窩部に鋭い痛みや圧痛があり、嘔気・嘔吐、全身倦怠感がみられることもある。また、重度の浮腫や高血圧により頭痛や視覚異常を認めることもある。

　上記診断が除外され、頻回の子宮収縮を認める場合は過強陣痛を疑う。過強陣痛は通常の陣痛に比べて痛みが持続的で間隔が短くなることが特徴である。子宮が常に緊張している状態が続き、完全に弛緩しないことがある。子宮収縮の頻度や強度が適切なのにもかかわらず所見が進行しない場合は、回旋異常や児頭骨盤不均衡を疑う。特に回旋異常は分娩進行中に疼痛が増強することが多い。

参考文献

1) Zachariah SK, et al. Management of acute abdomen in pregnancy：current perspectives. Int J Womens Health. 2019；11：119-34.
2) Hess PE, et al. Predictors of breakthrough pain during labor epidural analgesia. Anesth Analg. 2001；93（2）：414-8.

CHAPTER 2 腹痛

⑤産褥期

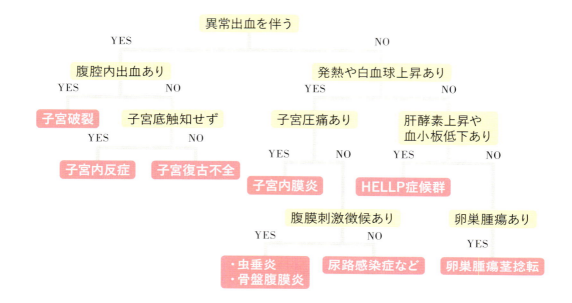

産褥期の腹痛の特徴

- 子宮破裂：突然の強い腹痛が生じ、持続的である。ショック症状を認める。
- 子宮内反症：大量出血が起こり、下腹部痛を来す場合がある。また、内反した子宮が腟内に突出することがあり、これにより異常な腫瘤が触知される。
- 子宮復古不全：出血が続き、下腹部に持続的な鈍痛や圧迫感を感じる。
- HELLP症候群：上腹部や心窩部に急性の鋭い痛みや圧痛がある。
- 虫垂炎：臍周囲の鈍い痛みから右下腹部に移行する。痛みは徐々に増強し、鋭くなり、マックバーニー圧痛点に圧痛や反跳痛がみられることが多い。
- 骨盤内膿瘍：腹膜刺激徴候を認める。圧痛はマックバーニー圧痛点に限局しない。
- 尿路感染症（腎盂腎炎）：側腹部痛とともに肋骨脊柱角（CVA）叩打痛が典型的な所見である。
- 卵巣腫瘍茎捻転：突然の激しい下腹部または片側性の痛みで身体を動かすと痛みが悪化する。

第1部　鑑別編

産褥期の腹痛の鑑別ポイント

　産褥期に腹痛を起こす疾患の中には、大量出血を来し母体の生命を脅かすものがあるため注意する。母体のショック症状（血圧低下、冷や汗、頻脈、意識レベル低下）は大量出血が示唆され、子宮破裂や子宮内反症、子宮復古不全を鑑別に挙げる。子宮破裂や子宮内反症は通常、分娩直後に起こる。子宮破裂では分娩後に突然の激痛が起こる。子宮内反症では大量出血を来し、下腹部痛が起こる場合がある。また、内反した子宮が腟内に突出することがあり、これにより異常な腫瘤が触知されることがある。子宮復古不全は出血（悪露）が減少せずに続く。また子宮が十分に収縮せず、大きな状態で残るため、下腹部に持続的な鈍痛や圧迫感を感じることがある。

　続いて、発熱や白血球上昇がある場合は産褥感染症を鑑別に挙げる。産褥子宮内膜炎では子宮の圧痛や膿性悪露を認める。腹膜刺激徴候がある場合は骨盤内膿瘍や虫垂炎を疑う。虫垂炎では臍周囲に腹痛が出現し、炎症が進むにつれて右下腹部に広がる。マックバーニー圧痛点での圧痛を特徴とする。尿路感染症では発熱や側腹部痛、嘔気・嘔吐とともに肋骨脊柱角（CVA）叩打痛が認められる。卵巣腫瘍茎捻転は突然の激しい下腹部または片側性（腫瘍がある側）の疼痛で、嘔気・嘔吐を伴うことが多い。身体を動かすと痛みが悪化する。

📖 引用・参考文献

1)　Evensen A, et al. Postpartum Hemorrhage : Prevention and Treatment. Am Fam Physician. 2017 ; 95（7）: 442-9.

2)　Zachariah SK, et al. Management of acute abdomen in pregnancy : current perspectives. Int J Womens Health. 2019 ; 11 : 119-34.

3)　Casey BM, Cox SM. Chorioamnionitis and endometritis. Infect Dis Clin North Am. 1997 ; 11（1）: 203-22.

4)　Hasson J, et al. Comparison of adnexal torsion between pregnant and nonpregnant women. Am J Obstet Gynecol. 2010 ; 202（6）: 536.e1-6.

（上原有貴、石川浩史）

CHAPTER 3 発　熱

発熱

産科的症状あり
下腹部痛、性器出血、破水
（妊娠・分娩期）、乳腺症状

非産科的症状
YES　　　　NO

時期は？

不明熱の
原因検索

妊娠期　　　　　　分娩期　　　　　　産褥期

絨毛膜羊膜炎　　　絨毛膜羊膜炎、　　産褥熱、乳腺炎（乳
　　　　　　　　　生理的発熱　　　　房痛がある場合）

鼻汁、咽頭痛、　　上腹部痛、下痢、　　腰背部　　　全身的症状
咳　　　　　　　　便秘　　　　　　　　叩打痛　　　（関節痛・倦怠感）

上気道炎（感冒、　感染性胃腸炎、　　腎盂腎炎　　悪性腫瘍、自己
COVID-19）、　　虫垂炎、憩室炎、　　　　　　　　免疫疾患など
インフルエンザ　　胆囊炎、膵炎

発熱の特徴

- ○ 妊産婦の発熱をみた場合には、生理的変化の可能性を除外したうえで原因を考える。
- ○ 非産科的要因の発熱としてウイルス性の上気道炎、胃腸炎や虫垂炎、腎盂腎炎、悪性腫瘍や自己免疫疾患などがある。
- ○ 妊娠期の絨毛膜羊膜炎では、体温上昇のほかに子宮の部分の痛み、帯下の異常、腟出血などの症状が手がかりとなる。
- ○ 分娩周辺期には、生理的な体温上昇が生じることを念頭に置く。また、薬剤性の発熱を認めることがある。
- ○ 産褥期の発熱は産褥熱および乳腺炎を念頭に置く。

ペリネイタルケア 2025 新春増刊

第1部　鑑別編

妊産婦の体温の特徴

　体温上昇はさまざまな疾患と関連する重要な症状である。通常は37.5℃以上を発熱と捉え、38.0℃以上の体温は特に高温であるとされる。体内において何らかの病的な状態に際して炎症反応が生じると、そこで産生されたメディエーターが体温調節中枢がある視床下部に作用して体温調整のセットポイントを上昇させることで、発熱が生じる。

　発熱の原因としては、感染性のものと非感染性のものに大別される。非感染性のものの原因は多岐にわたり、自己免疫疾患、悪性腫瘍、外傷、熱傷、熱中症、薬剤性などがある。ただし、妊産婦の体温について判断するうえでは、生理的な体温の変化が生じることを念頭に置くことが重要である。月経周期において、排卵後はプロゲステロンの作用により高温期となり、低温期に比べて基礎体温が約0.3～0.6℃上昇し、37℃以上の体温を示すことは珍しくない。そして妊娠に至った場合、この体温上昇が持続することになる。

　また、分娩期の陣痛開始の前後には、38℃を超えるような体温上昇が一過性に認められる場合があり、これは陣痛に伴うプロスタグランジン類の産生や努責による運動量の増大が関係している。生理的に上昇した体温は分娩終了後1～2日以内には低下する。そのため、妊産婦の発熱をみた場合には、生理的変化の可能性を除外したうえで原因を考えることが重要である。

発熱の鑑別のポイント

　妊産褥婦において発熱の原因を考える場合、妊娠・分娩に関連した原因（産科的要因）と関連しないその他の要因（非産科的要因）とに分けて鑑別を行っていくことがポイントになる。非産科的要因の鑑別は、非妊娠女性と同様のアプローチで、その他の症状や検査データに基づいて進める。非産科的な要因での発熱では原因疾患に応じた治療を行う。

非産科的要因での発熱

　妊娠中は、全身的な免疫機構の変化によりインフルエンザ、COVID-19を含めたウイルス性の上気道炎が重症化しやすくなる。また、子宮の増大に伴う尿路の閉塞により腎盂腎炎が生じる場合がある。腎盂腎炎では発熱とともに腰背部痛の訴えや尿検査が手がかりとなる。消化器疾患の中で虫垂炎が発熱の原因となるが、非妊娠時よりも虫垂が上方へと移動しているため、妊娠中の虫垂炎では腹痛の症状が非特異的で、診断が困難な場合がある。胎児への影響を考慮し、妊娠中の放射線検査は最小限にしなければならないが、原因検索の必要性があると判断した場合は妊娠中であって

も CT 検査を実施する。その場合、CT の造影剤による胎児への影響は少ないとされており、使用は許容される。発熱の原因が何であっても、全身的な炎症が子宮収縮や頸管熟化を進行させて二次的に流産・早産を引き起こす可能性があることには注意が必要である。

産科的要因による発熱

産科的要因による発熱では、妊娠・分娩・産褥の時期に応じて異なる原因疾患を念頭に置くことが大切である。

● 妊娠期の発熱

妊娠期の子宮内への病原体の侵入による感染（絨毛膜羊膜炎）では、体温上昇のほかに子宮の部分の痛み、帯下の異常、腟出血などの症状が手がかりとなる。特に前期破水が確認された場合には、腟内から上行性感染が生じて絨毛膜羊膜炎を引き起こす危険性が高まる。

● 分娩期の発熱

分娩周辺の時期には、前述のように生理的な体温上昇が生じることを念頭に置く。分娩が遷延して母体の発熱が生じる場合や破水後時間が経過した場合には、子宮内感染が急激に進行して胎児への感染へと波及することがある。母体の発熱に伴い、胎児の頻脈および基線細変動の減少、さらに遅発一過性徐脈が認められる場合には娩出を急ぐ必要がある。分娩期にプロスタグランジン製剤の子宮収縮薬を使用した場合には薬剤性の発熱を認めることがあるが、その他の症状や胎児の状態変化に留意して鑑別することが大切である。

● 産褥期の発熱

産褥期に発熱を生じる産科的要因として、産褥熱および乳腺炎を念頭に置く。産褥熱は分娩後1カ月以内程度の時期に子宮内腔を中心として生じる骨盤内感染症で、発熱以外の症状として下腹部痛（子宮の圧痛）、帯下の異常が手がかりとなる。分娩時の器械的処置、帝王切開術、子宮内の卵膜遺残、悪露の貯留などがリスク因子となり、抗菌薬の投与による治療が必要である。産褥期の発熱で乳房痛を伴う場合は乳腺炎を考える。乳房の発赤と熱感、腫脹の所見からうっ滞部位を十分に確認して、搾乳および授乳を促進したうえで、必要に応じて抗菌薬や抗炎症薬による治療を行う。

（西田安里、永松　健）

第 1 部　鑑別編

memo

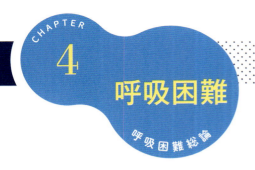

CHAPTER 4 呼吸困難

呼吸困難総論

　呼吸困難は、「呼吸に不快さを自覚する状態」をいい、「息が切れる」「息ができない」「息が苦しい」「空気が足りない」「胸が苦しい」などとさまざまに訴えられる。また、他覚的に呼吸が苦しそうな状態も呼吸困難と表現されることもあるため、ここでは両者を含めて扱う。呼吸困難の背景疾患は、呼吸器系、循環器系、神経筋疾患などの内因性疾患に加えて、気道異物、外傷、中毒、心因性など多岐にわたる。

　疾患診断よりも病態診断を優先すべきであり、バイタルサインの確認やモニタリングに加えて、気道・呼吸・循環を評価し、気道確保、酸素投与、補助換気の要否の判断、輸液や薬剤投与、子宮左方移動による循環動態の安定化などを並行し、疾患を鑑別するように心がける。

気道（airway）

　吸気時喘鳴（stridor）やシーソー呼吸（吸気時に胸部が下がりつつ腹部が上がり、呼気時は反対の動きをする）は気道狭窄を示唆し、分単位で悪化し得る緊急性が高い病態である。アナフィラキシーに関連した喉頭浮腫や感染に伴う喉頭蓋炎は、妊産婦でも発生し得る。早期から気道管理を得意とする救急科や麻酔科と連携する。気道異物や誤嚥も鑑別する。

呼吸（breathing）

　酸素化（SpO_2）に加えて呼吸数、換気量、呼吸仕事量を評価する。モニターや血液ガス検査では把握できない努力呼吸や呼吸抑制は、胸腹部運動を直接観察して評価する。正常範囲の呼吸は、じっくりと観察しなければ確認できない。一見して呼吸していることが明らかな場合は、異常な呼吸パターンと捉える。酸素投与により酸素化の改善はできるが、換気と呼吸仕事量の問題は補助換気を要するため、集中治療室の準備を検討する。

　聴診は疾患の鑑別に有用で、呼気性喘鳴（wheezes）は喘息発作やアナフィラキシーに関連した末梢気道狭窄、水泡音（coarse crackles）は肺炎・肺水腫・acute respiratory distress syndrome（ARDS）、捻髪音（fine crackles）は間質性肺炎に特徴的である。胸部単純エックス線画像や肺エ

第1部 鑑別編

コーを活用し鑑別を進める。

循環（circulation）

　循環障害によって呼吸困難を生じることもあるため、脈拍数、血圧、皮膚性状や尿量により末梢循環を評価する。呼吸困難の訴えがなくても、運動後のような呼吸パターンでは、代謝性アシドーシスを疑い point of care testing（POCT）として血液ガス検査を実施する。ショック状態（循環不全によって生じる酸素需給バランスの不均衡状態）や敗血症による乳酸アシドーシス、ケトアシドーシス、中毒などに対する呼吸代償の可能性がある。

引用・参考文献（CHAPTER 4 共通）

1) 日本母体救命システム普及協議会監修. J-MELS 母体救命 Advanced Course Text 改訂第2版. 東京, へるす出版, 2024.
2) 清水裕章, 髙岡諒. "呼吸困難". 改訂第6版 救急診療指針. 日本救急医学会監修. 東京, へるす出版, 2024, 265-70.
3) 山下智幸. "母体救急総論". 前掲書3. 835-40.
4) 山下智幸. "妊産婦の救急疾患". 前掲書3. 841-6.

CHAPTER 4 呼吸困難
① 妊娠初期

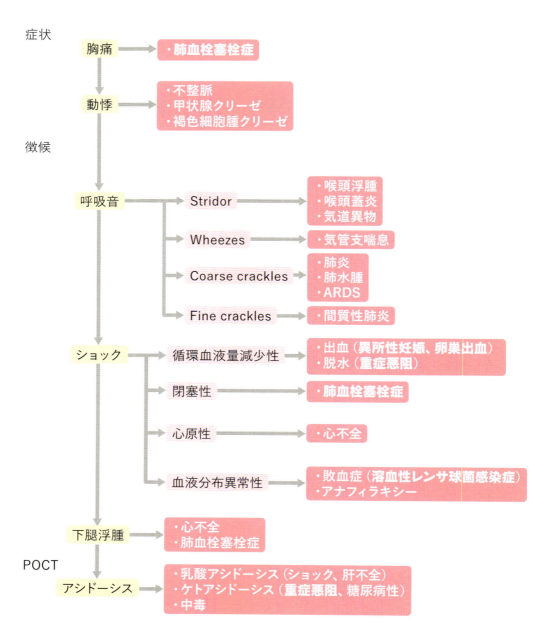

第1部　鑑別編

妊娠初期の呼吸困難の特徴

◎ 胸痛を伴う場合は肺血栓塞栓症を考慮する。

◎ 動悸を伴う場合は不整脈を考える。

◎ 低血圧やショックを伴う場合は悪阻による高度脱水、出血、心不全、敗血症を考える。

◎ アシドーシスによる努力呼吸では、溶血性レンサ球菌感染症、糖尿病合併妊娠、重症悪阻を鑑別する。

妊娠初期の呼吸困難の鑑別ポイント

　胸痛を伴う場合は肺血栓塞栓症を考慮する。妊娠に伴って凝固能は亢進し、悪阻の影響で脱水になるとリスクは高まる。胸痛を伴わず失神やショックを呈する症例もある。動悸を伴う場合は不整脈を考え、12誘導心電図検査を行う。不十分な知識から妊娠に伴って内服薬を自己中断したことで、基礎疾患の不整脈が悪化することもある。病歴を丁寧に聴き取り、妊婦に寄り添った介入を検討する。また、カテコラミン誘発性多形性心室頻拍は妊娠中に悪化し、先天性QT延長症候群では思春期や周産期に不整脈イベントが増加する。洞性頻脈の多くは妊娠による生理的範囲内のものであるが、甲状腺疾患など内分泌疾患の既往を確認する。必要に応じて心臓超音波検査を行う。

　低血圧やショックを伴う場合は悪阻による高度脱水、出血、心不全（器質的心疾患など）、敗血症を考える。特に異所性妊娠に注意し、子宮内の着床が確認されていても合併している（正所異所同時妊娠）場合もあることを念頭に置く。

　アシドーシスによる努力呼吸では、溶血性レンサ球菌感染症などの敗血症に伴う乳酸アシドーシス、糖尿病合併妊娠で生じる糖尿病性ケトアシドーシス、重症悪阻による飢餓で発生するケトアシドーシスなどを鑑別する。尿中ケトンは病態把握の参考になる。

ペリネイタルケア 2025 新春増刊　49

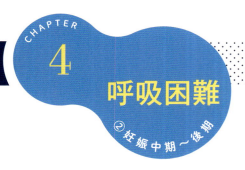

CHAPTER 4 呼吸困難 ②妊娠中期〜後期

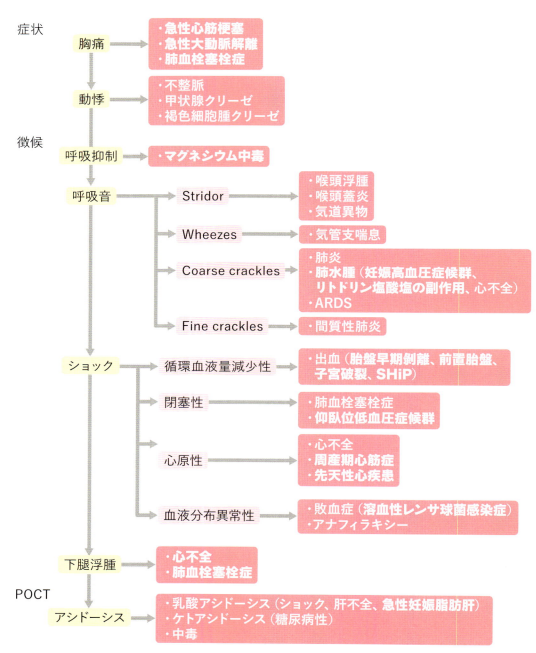

第1部　鑑別編

妊娠中期・後期の呼吸困難の特徴

○ 大動脈解離の主訴は強い胸背部痛だが、呼吸困難も発生し得る。

○ 呼吸困難では妊産婦が発症しやすい冠動脈解離も考慮する。

○ 硫酸マグネシウム製剤の過量投与により呼吸抑制を生じる。

○ 呼吸音で水泡音（coarse crackles）を認めれば、肺炎や肺水腫を考える。

妊娠中期〜後期の呼吸困難の鑑別ポイント

　心血管疾患による妊産婦死亡の最多は大動脈解離である。強い胸背部痛を主訴とすることが多いが、呼吸困難も発生し得る。妊娠期が進むにつれて循環血液量（約1.5倍）や心拍出量（約1.5倍）の増加に伴って心血管系への負荷は増加し、妊娠中期・後期〜産褥期に好発する。結合組織疾患（マルファン症候群など）の既往歴や、突然死の家族歴を確認してリスクを推定する。心臓超音波検査により心囊液や大動弁などを確認し、確定診断は造影CTで行う。急性心筋梗塞は胸痛を伴うことが多いが、妊産婦が発症しやすい冠動脈解離（spontaneous coronary artery dissection；SCAD）では症状が変動することもあり、胸痛が目立たない場合もある。呼吸困難ではSCADも考慮し、必要に応じて12誘導心電図にて繰り返し検査する。妊娠関連心筋梗塞（pregnancy-associated myocardial infarction；PAMI）の背景には全身性エリテマトーデスやマルファン症候群などの基礎疾患、切迫早産や前置胎盤などの産科合併症を有していることが多いといった特徴があるので、病歴を丁寧に聴取する。妊娠高血圧症候群や切迫早産の管理に際して硫酸マグネシウム製剤を使用している場合、誤投与により血清Mg値＞12 mg/dLとなると呼吸抑制を生じる。腱反射消失（血清Mg値＞8 mg/dL）を確認できれば血液検査を待たずして原因を推定できる。ただちにマグネシウムの投与を中止し、グルコン酸カルシウム30 mLの緩徐投与を準備する。

　呼吸音で水泡音（coarse crackles）を認めれば、肺炎や肺水腫を考える。胸部単純エックス線画像で両側浸潤影があれば肺水腫と考えられ（泡沫状痰を伴うこともある）、妊娠高血圧症候群に関連した血管透過性亢進、リトドリン長期投与、心不全を考える。発熱・咳嗽・喀痰に加えて胸部単純エックス線画像で片側性の病変を認めれば肺炎を考える。

　両側性の下腿浮腫では心不全を疑い、心エコー検査により心筋症などを鑑別する。先天性心疾患の既往があれば、妊娠に伴う循環負荷によって生じた心不全の可能性がある。安静にして酸素投与を行いつつ、非侵襲的陽圧換気（NPPV）の要否判断のため循環器内科にコンサルトする。仰臥位低血圧症候群は妊娠20週以降に発生しやすい。何らかの理由で自ら楽な姿勢を取れない呼吸困難を伴う妊婦がいれば、用手的に子宮左方移動を実施するか、左側臥位にすることを検討する。

ペリネイタルケア 2025 新春増刊　51

CHAPTER 4 呼吸困難

③ 分娩期

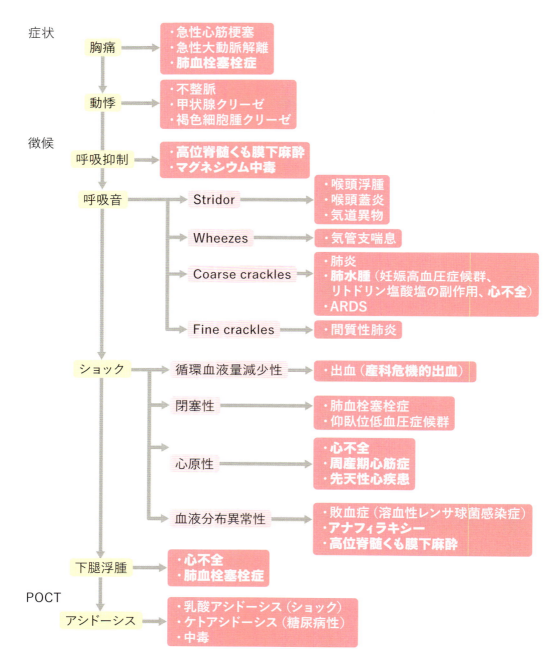

第1部　鑑別編

分娩期の呼吸困難の特徴

◎ 硬膜外鎮痛や脊髄くも膜下麻酔に関連した呼吸困難に注意する。

◎ 陣痛時の心負荷によりうっ血性心不全・肺水腫を引き起こす場合があり、呼吸困難を生じ得る。

◎ 呼吸困難・頻呼吸・努力呼吸に原因不明のショックや不穏を伴えば、産科危機的出血や敗血症を鑑別する。

分娩期の呼吸困難の鑑別ポイント

　分娩時の硬膜外鎮痛や、帝王切開のための脊髄くも膜下麻酔に関連した呼吸困難に注意する。硬膜外鎮痛で運動神経遮断が長時間に及ぶと、深部静脈血栓を生じ肺血栓塞栓症に至ることがある。

　硬膜外鎮痛では、硬膜外カテーテルがくも膜下腔に迷入し高位〜全脊髄くも膜下麻酔になることがある。運動神経遮断が胸椎（Th）レベルに達すると肋間神経遮断に伴う呼吸困難を訴え、頸髄（C）レベルまで達すると呼吸停止（C4 レベル）に至る。酸素投与では不十分で補助換気が必要である。同時に発生する交感神経遮断に伴って血管拡張による低血圧を認め、Th4 以上に達すると高度徐脈を生じるため、細胞外液の急速投与、用手的子宮左方移動、エフェドリンやアトロピン投与を検討する。

　陣痛時には約 400 mL の母体血が胎盤の絨毛間腔から血管内に移動し、分娩時の心拍出量はさらに増加する。これら循環血液量の負荷と心負荷は、心疾患の既往などで母体の耐用能が低い場合にうっ血性心不全・肺水腫を引き起こし、呼吸困難を生じ得る。あらかじめ分娩計画により心負荷が耐容能を超えないように硬膜外鎮痛を併用するなど予防に努める。

　分娩時に生じる産科危機的出血は一般に外出血により発見されるため、呼吸困難から鑑別することはまれである。しかし、子宮破裂による腹腔内出血や子宮下部の裂傷に関連した後腹膜血腫など外出血を伴わない場合には、呼吸困難・頻呼吸・努力呼吸に原因不明のショックや不穏を伴うことから出血に気づく必要がある。出血性ショックに伴って生じる乳酸アシドーシス（代謝性アシドーシス）により呼吸中枢が刺激され、代償性の呼吸性アルカローシスを生じることが原因である。同様に乳酸アシドーシスを呈しやすい敗血症でも呼吸困難、頻呼吸、努力呼吸を生じるので鑑別する。同様の症候で、敗血症も鑑別すべきである。

ペリネイタルケア 2025 新春増刊　53

CHAPTER 4 呼吸困難

④産褥期

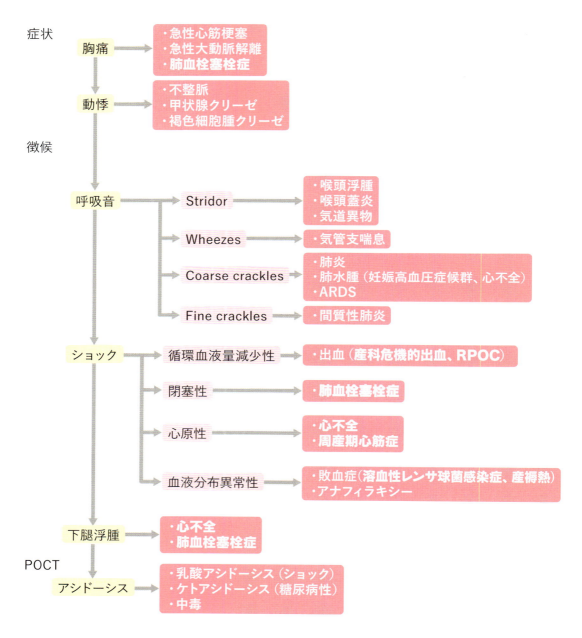

第 1 部　鑑別編

産褥期の呼吸困難の特徴

◎ 帝王切開術後に呼吸困難を認めた場合は、肺血栓塞栓症を鑑別する。

◎ 息切れが主訴の場合、労作時呼吸困難、起坐呼吸の有無を聴取し、周産期心筋症を鑑別する。

◎ 不穏などの意識変容が目立ち、多角的な頻呼吸・呼吸努力を認めた場合、敗血症を考慮する。

産褥期の呼吸困難の鑑別ポイント

　帝王切開術後に呼吸困難を認めた場合は、肺血栓塞栓症を鑑別する。心エコー検査による右心負荷所見（本来円形の左心室が右心室に圧排されD形を呈する：D-shape）や12誘導心電図の右心負荷所見（Ⅰ誘導にS波、Ⅲ誘導にQ波と陰性T波を認める：SIQⅢTⅢ）が参考になるが、必ず出現するわけではない。確定診断は造影CTで肺動脈内の血栓像により行う。背景に先天性血栓性素因（プロテインC、プロテインS、アンチトロンビンの欠損症など）が潜在していることがある。片側性の下腿浮腫は深部静脈血栓症によることがあるため、肺血栓塞栓症を鑑別に挙げる。

　周産期心筋症は、息切れを主訴に受診し得る。労作により呼吸困難が悪化しないか（労作時呼吸困難）、臥位になって眠れるか（起坐呼吸）を必ず具体的に聴取する。両側性の下腿浮腫や胸水、肺水腫を伴っている可能性があるため、聴診や触診を実施する。精査に胸部単純エックス線写真や心臓超音波検査を実施する。

　産褥に発熱を伴う呼吸困難を認めた場合、敗血症の可能性を考える。敗血症では「呼吸が苦しい」と訴えるより、不穏などの意識変容が目立ち、多角的な頻呼吸・呼吸努力を認めることが多い。特に劇症型溶血性レンサ球菌感染症に留意し、全身性産褥熱、創部感染、尿路感染症、化膿性乳腺炎などから菌血症に至ることも念頭に置いて、速やかに血液培養などを実施して早期抗菌薬投与を行う。

（山下智幸）

CHAPTER 5 胸痛・心窩部痛
① 妊娠初期

バイタルサインの異常

NO ── 長期臥床や悪阻など 深部静脈血栓症のリスクがある

- NO
  - ・消化器の異常（逆流性食道炎、胃・十二指腸潰瘍、胆石発作）
  - ・パニック発作
  - ・神経・筋の異常（肋間神経痛、帯状疱疹）
- YES
  - 血液検査（D-dimer、動脈血液ガス分析など）、下肢静脈エコー、心臓超音波、造影CTでの精査
  - → **大動脈解離、肺血栓塞栓症**

YES ── 心電図、胸部エックス線で異常あり

- NO / YES
  - ・**心筋梗塞**
  - ・**不整脈**
  - ・**緊張性気胸**

※心電図異常がなくても、既往歴や家族歴から不整脈を疑う場合にはホルター心電図まで考慮

妊娠初期の胸痛・心窩部痛の特徴

○ 妊娠初期の胸痛・心窩部痛は、妊娠に関わらない他科疾患の合併症であることが多い。

○ 多くの妊婦が悪阻症状を訴えるが、悪阻の重症度によっては脱水症や長時間の臥床が静脈血栓症を引き起こすことがある。

妊娠初期の胸痛・心窩部痛の鑑別ポイント

　非妊娠時と同様に、まずは killer chest pain（心筋梗塞、肺血栓塞栓症、大動脈解離、緊張性気胸、食道破裂）を除外することが重要である。心血管系、呼吸器系の異常がないか、バイタルサイン（体温、血圧、脈拍、呼吸数、酸素飽和度）の観察を行う。

　肺血栓塞栓症は妊産婦死亡の約10％を占める。肺血栓塞栓症の原因となる静脈血栓症のリスクは非妊娠時と比較して約5倍となる[1]。妊娠中の静脈血栓症の危険因子として、静脈血栓症の既往や家族歴、35歳以上、肥満、出産歴3回以上、喫煙、静脈瘤、悪阻などがある。臨床所見（下腿

56　ペリネイタルケア 2025 新春増刊

の腫脹や色調変化、所見の左右差、Homans テストや Loewenberg テストなど）と D-dimer 検査を組み合わせて鑑別に挙げたうえで、確定診断には静脈エコーが第一選択となる[2]。肺血栓塞栓症の診断には modified Wells criteria が用いられる（**表**）[3]。疑った場合、妊娠週数にかかわらず造影 CT 撮影による確定診断のタイミングを逸してはいけない。D-dimer 値は妊婦では血栓症がなくても高値を示す場合が多い。また、感度は高いが特異度が低いため、除外診断に利用される。急性肺血栓塞栓症において、未分画ヘパリン 5,000 単位の単回静脈内投与は、死亡率および再発率を減少させる[4]。

■ **表　modified Wells criteria**

深部静脈血栓症の臨床症状	3
ほかの鑑別疾患が除外される	3
心拍数＞100 回／分	1.5
3 日以上の安静臥床または 4 週間以内の手術歴	1.5
深部静脈血栓症または肺血栓塞栓症の既往	1.5
喀血	1
悪性疾患の合併	1

合計点数が 4 点を超えていれば、肺血栓塞栓症の可能性がある。
（文献 3 より転載）

　また、不整脈により胸部不快感や胸痛を呈する場合もある。妊産婦の死亡原因となる心大血管疾患として、大動脈解離、周産期心筋症、致死性不整脈、急性心筋梗塞が挙げられ、特に不整脈による死亡は妊娠初期から分娩後を通して発生している。QT 延長症候群、肥大型心筋症による母体突然死の報告があり、運動中の失神の既往歴、突然死の家族歴が危険因子となる[5]。心室頻拍（torsades de pointes；TdP）を伴う QT 延長症候群では失神発作を起こすことがあり、さらに持続して心室細動に移行する場合があり、注意を要する。TdP の停止には硫酸マグネシウム水和物の静脈内投与（30〜40 mg/kg を 5〜10 分かけて）が有効である[6]。

□ **引用・参考文献**

1) Greer IA. CLINICAL PRACTICE. Pregnancy Complicated by Venous Thrombosis. N Engl J Med. 2015；373（6）：540-7.

2) 日本循環器学会／日本産科婦人科学会合同ガイドライン. 心疾患患者の妊娠・出産の適応, 管理に関するガイドライン（2018 年改訂版）. https://www.j-circ.or.jp/cms/wp-content/uploads/2018/06/JCS2018_akagi_ikeda.pdf［最終閲覧日 2024. 9. 17］

3) van Belle A, et al. Effectiveness of managing suspected pulmonary embolism using an algorithm combining clinical probability, D-dimer testing, and computed tomography. JAMA. 2006；295（2）：172-9.

4) 日本循環器学会ほか. 肺血栓塞栓症および深部静脈血栓症の診断, 治療, 予防に関するガイドライン（2017 年改訂版）. https://www.j-circ.or.jp/cms/wp-content/uploads/2017/09/JCS2017_ito_h.pdf［最終閲覧日 2024. 9. 17］

5) 日本産婦人科医会妊産婦死亡症例検討評価委員会. 母体安全への提言 2022. https://www.jaog.or.jp/wp/wp-content/uploads/2023/01/botai_2022.pdf［最終閲覧日 2024. 9. 17］

6) 日本循環器学会ほか. 遺伝性不整脈の診療に関するガイドライン（2017 年改訂版）. https://www.j-circ.or.jp/cms/wp-content/uploads/2017/12/JCS2017_aonuma_h.pdf［最終閲覧日 2024. 9. 17］

CHAPTER 5 胸痛・心窩部痛

② 妊娠中期

バイタルサインの異常

NO ─── YES

長期臥床など深部静脈血栓症のリスクがある

心電図、胸部エックス線で異常あり

140/90mmHg以上の血圧上昇

NO ── YES ── NO ──── YES ──── YES

- ・消化器の異常（逆流性食道炎、胃・十二指腸潰瘍、胆石発作）
- ・パニック発作
- ・神経・筋の異常（肋間神経痛、帯状疱疹）

- ・大動脈解離
- ・肺血栓塞栓症

下肢静脈エコー、造影CT での確定診断

- ・心筋梗塞
- ・不整脈
- ・緊張性気胸

- ・妊娠高血圧腎症
- ・HELLP症候群

血液検査、尿検査での確定診断

妊娠中期の胸痛・心窩部痛の特徴

○ 妊娠中期に出現する胸痛・心窩部痛は、妊娠に関連したものから、他科疾患が原因のものまで多岐にわたる。

○ 早発型妊娠高血圧腎症発症の可能性を常に考慮する必要がある。

妊娠中期の胸痛・心窩部痛の鑑別ポイント

　非妊娠時と同様に、まずは killer chest pain（心筋梗塞、肺血栓塞栓症、大動脈解離、緊張性気胸、食道破裂）を除外することが重要である。心血管系、呼吸器系の異常がないか、バイタルサイン（体温、血圧、脈拍、呼吸数、酸素飽和度）の観察を行う。

　妊産婦の大動脈解離は妊娠中期から分娩後に起こりやすく、危険因子としてマルファン症候群など結合組織疾患や大動脈炎症候群などがある[1]。

第1部　鑑別編

　高血圧を伴う妊婦に「ほかに診断のつかない持続する右季肋部痛もしくは心窩部痛」を認める場合、妊娠高血圧腎症の診断となる。HELLP症候群を発症している可能性を考慮し、ただちに血算、肝機能検査、蛋白尿測定を行わなければならない[2]。鑑別疾患として、急性妊娠脂肪肝、肝梗塞、血栓性微小血管症、非典型溶血性尿毒症症候群、特発性血小板減少性紫斑病などが挙げられる。HELLP症候群の診断には、テネシー分類（**表1**）、ミシシッピ分類（**表2**）が用いられている[3, 4]。HELLP症候群の診断がついた場合、さらなる重症化や母体合併症の予防のためミシシッピプロトコルによる積極的な管理が推奨される。具体的には、硫酸マグネシウムによる子癇予防、ニカルジピンの持続静脈内投与による降圧、ステロイド投与である。

　不整脈により胸部不快感や胸痛を呈する場合もある。不整脈による死亡は妊娠初期から分娩後を通して発生しており、QT延長症候群、肥大型心筋症による母体突然死の報告がある。運動中の失神の既往歴、突然死の家族歴が危険因子となる[1]。QT延長症候群の心室頻拍（torsades de pointes；TdP）による失神発作への対応は、本CHAPTERの「①妊娠初期」を参照していただきたい。

■ 表1　テネシー分類

溶血	間接ビリルビン値>1.2 mg/dL、LDH>600 IU/L、病的赤血球の出現
肝機能	AST>70 IU/L、LDH>600 IU/L
血小板減少	血小板数<10万/mm³

（文献3、4より作成）

■ 表2　ミシシッピ分類

	血小板	AST または ALT
Class I	<5万/mm³	>70 IU/L
Class II	5〜10万/mm³	>70 IU/L
Class III	10〜15万/mm³	>40 IU/L

（文献3、4より作成）

胸痛・心窩部痛

引用・参考文献

1) 日本産婦人科医会妊産婦死亡症例検討評価委員会. 母体安全への提言2022. https://www.jaog.or.jp/wp/wp-content/uploads/2023/01/botai_2022.pdf [最終閲覧日 2024. 9. 17]

2) 日本妊娠高血圧学会編. 妊娠高血圧症候群の診療指針2021. 東京, メジカルビュー社, 2021.

3) Sibai BM. Diagnosis, controversies, and management of the syndrome of hemolysis, elevated liver enzymes, and low platelet count. Obstet Gynecol. 2004；103（5 Pt 1）：981-91.

4) Martin JN Jr. Milestones in the quest for best management of patients with HELLP syndrome（microangiopathic hemolytic anemia, hepatic dysfunction, thrombocytopenia）. Int J Gynaecol Obstet. 2013；121（3）：202-7.

ペリネイタルケア2025 新春増刊

CHAPTER 5

胸痛・心窩部痛

③妊娠後期

```
                    バイタルサインの異常
            NO                      YES

    長期臥床など           心電図、              140/90mmHg以上の
    深部静脈血栓症の         胸部エックス線で          血圧上昇
    リスクがある           異常あり

    NO          YES        NO          YES           YES

・消化器の異常（逆    ・大動脈解離    ・心筋梗塞    ・妊娠高血圧腎症
  流性食道炎、胃・   ・肺血栓塞栓症   ・不整脈     ・HELLP症候群
  十二指腸潰瘍、胆           ・緊張性気胸
  石発作）      下肢静脈エコー、造影  ・周産期心筋症  血液検査、尿検査での確
・パニック発作    CT での確定診断          定診断
・神経・筋の異常          心臓超音波での確定
  （肋間神経痛、          診断
  帯状疱疹）
```

妊娠後期の胸痛・心窩部痛の特徴

○ 乳腺の発達による胸痛と混同して精査が遅れないようにしなければならない。

○ 遅発型妊娠高血圧腎症と、それに関連する HELLP 症候群、周産期心筋症の発症に注意が
   必要である。

第 1 部　鑑別編

妊娠後期の胸痛・心窩部痛の鑑別ポイント

　非妊娠時と同様に、まずは killer chest pain（心筋梗塞、肺血栓塞栓症、大動脈解離、緊張性気胸、食道破裂）を除外することが重要である。心血管系、呼吸器の異常がないか、バイタルサイン（体温、血圧、脈拍、呼吸数、酸素飽和度）の観察を行う。

　肺血栓塞栓症については本 CHAPTER の「①妊娠初期」で述べたとおりである。

　これも本 CHAPTER の「②妊娠中期」で述べているが、高血圧を伴う妊婦に「ほかに診断のつかない持続する右季肋部痛もしくは心窩部痛」を認める場合、妊娠高血圧腎症の診断となる。HELLP 症候群を発症している可能性を考慮し、ただちに血算、肝機能検査、蛋白尿測定を行わなければならない[1]。

　妊産婦死亡原因となる心大血管疾患に、大動脈解離、周産期心筋症、肺高血圧症、虚血性心疾患、不整脈などがあるが、特に周産期心筋症は倦怠感や息切れ、動悸など非特異的な症状で発症する場合が多く、診断が遅れることがある。周産期心筋症とは、心疾患の既往がなく、心不全を発症する原因がほかにない女性が、妊娠・産褥期に心不全を発症する疾患である。危険因子として、高年妊娠、妊娠高血圧症候群、多胎妊娠、リトドリン塩酸塩の使用が挙げられる[2]。診断基準としてはわが国では**表**のように定められている[3]。また、器質的心疾患合併妊婦においては、循環血漿量がピークを迎える妊娠 30 週前後に心不全を合併することが多い[4]。

表　周産期心筋症の診断基準

①妊娠中から分娩後 6 カ月以内に新たに心収縮機能低下・心不全*を発症
②ほかに心収縮機能低下・心不全*の原因となる疾患がない
③発症まで心筋疾患の既往がない
④左室収縮機能の低下（左室駆出率≦45%）
*心不全は必須診断項目ではない

（文献 3 より転載）

引用・参考文献

1）　日本妊娠高血圧学会編．妊娠高血圧症候群の診療指針 2021．東京，メジカルビュー社，2021．
2）　日本産婦人科医会妊産婦死亡症例検討評価委員会．母体安全への提言 2022. https://www.jaog.or.jp/wp/wp-content/uploads/2023/01/botai_2022.pdf［最終閲覧日 2024. 9. 17］
3）　厚生労働科学研究（難治性疾患政策研究事業）「周産期（産褥性）心筋症の，早期診断検査確立研究の継続と診断ガイドライン作成」班・「特発性心筋症に関する調査研究」班編．周産期心筋症診療の手引き．東京，中外医学社，2019．
4）　日本循環器学会／日本心不全学会合同ガイドライン．心筋症診療ガイドライン（2018 年改訂版）. https://www.j-circ.or.jp/cms/wp-content/uploads/2018/08/JCS2018_tsutsui_kitaoka.pdf［最終閲覧日 2024. 9. 17］

CHAPTER 5 胸痛・心窩部痛
④分娩期

バイタルサインの異常

NO ── YES

長期臥床など深部静脈血栓症のリスクがある

心電図、胸部エックス線で異常あり

140/90mmHg以上の血圧上昇

ショック状態あるいは止血困難な子宮出血

NO ── YES

- 消化器の異常（逆流性食道炎、胃・十二指腸潰瘍、胆石発作）
- パニック発作
- 神経・筋の異常（肋間神経痛、帯状疱疹）

NO ── YES

- 心筋梗塞
- 不整脈
- 緊張性気胸
- 周産期心筋症

心臓超音波での確定診断

- 大動脈解離
- 肺血栓塞栓症

下肢静脈エコー、造影CT での確定診断

YES

- 妊娠高血圧腎症
- HELLP症候群

血液検査、尿検査での確定診断

YES

羊水塞栓症

分娩期の胸痛・心窩部痛の特徴

◎ 分娩期の胸痛・心窩部痛で特に注意を要するものは、心肺虚脱型羊水塞栓症の発症である。

◎ 妊娠後期と同様に、乳腺の痛みと混同して精査が遅れないようにしなければならない。

第1部 鑑別編

分娩期の胸痛・心窩部痛の鑑別ポイント

非妊娠時と同様に、まずは killer chest pain（心筋梗塞、肺血栓塞栓症、大動脈解離、緊張性気胸、食道破裂）を除外することが重要である。心血管系、呼吸器系の異常がないか、バイタルサイン（体温、血圧、脈拍、呼吸数、酸素飽和度）の観察を行う。肺血栓塞栓症については本 CHAPTER の「①妊娠初期」で述べたとおりである。妊産婦死亡の原因となる心大血管疾患として、不整脈、周産期心筋症にも引き続き注意が必要である。

高血圧を伴う場合、遅発性妊娠高血圧腎症と、それに関連する HELLP 症候群発症の検索が重要である。

分娩期、特に破水後に突然起こる呼吸不全、ショック、意識障害は羊水塞栓症の典型的な症状である。高度な弛緩出血を伴い、血液検査では播種性血管内凝固症候群の所見を呈する[1]。羊水塞栓症は、母体血中に流入した羊水成分に対するアナフィラキシー様の反応と考えられており、まれな疾患であるものの、発症すると高率に死亡する可能性がある。臨床的に、循環不全、呼吸不全を主体とするものを心肺虚脱型羊水塞栓症、弛緩出血、播種性血管内凝固症候群を主体とするものを子宮型羊水塞栓症と細分類する。危険因子としては、年齢 35 歳以上、多胎妊娠、分娩誘発、前置胎盤、器械分娩、帝王切開などが報告されている。日本で提唱されている臨床診断基準を**表**に示す[2]。

■ 表　臨床的羊水塞栓症診断基準

1. 妊娠中または分娩後 12 時間以内の発症
2. 下記に示した症状・疾患に対して集中的な医学治療が行われた場合
   ①心停止
   ②呼吸困難
   ③播種性血管内凝固症候群
   ④分娩後 2 時間以内の原因不明の大量出血
3. 観察された所見や症状が他の疾患で説明できない場合

（文献 2 より転載）

引用・参考文献

1) 日本産婦人科医会妊産婦死亡症例検討評価委員会. 母体安全への提言 2022. https://www.jaog.or.jp/wp/wp-content/uploads/2023/01/botai_2022.pdf [最終閲覧日 2024. 9. 17]
2) Kanayama N, Tamura N. Amniotic fluid embolism：pathophysiology and new strategies for management. J Obstet Gynaecol Res. 2014：40（6）：1507-17.

CHAPTER 5 胸痛・心窩部痛
⑤産褥期

バイタルサインの異常

NO / YES

長期臥床など深部静脈血栓症のリスクがある

心電図、胸部エックス線で異常あり

140/90mmHg以上の血圧上昇

NO

- ・消化器の異常（逆流性食道炎、胃・十二指腸潰瘍、胆石発作）
- ・パニック発作
- ・神経・筋の異常（肋間神経痛、帯状疱疹）

YES

- ・大動脈解離
- ・肺血栓塞栓症

下肢静脈エコー、造影CTでの確定診断

NO / YES

- ・心筋梗塞
- ・不整脈
- ・緊張性気胸
- ・周産期心筋症

心臓超音波での確定診断

YES

産褥HELLP症候群

血液検査、尿検査での確定診断

産褥期の胸痛・心窩部痛の特徴

○ 分娩から時間が経過した場合でも、産褥HELLP症候群や周産期心筋症など、妊娠に関連した疾患の可能性を考慮する必要がある。

○ 産褥期の胸痛は、乳腺炎の痛みと混同され精査が遅れることがある。

第 1 部　鑑別編

産褥期の胸痛・心窩部痛の鑑別ポイント

　まずは killer chest pain（心筋梗塞、肺血栓塞栓症、大動脈解離、緊張性気胸、食道破裂）を除外することが重要である。心血管系、呼吸器系の異常がないか、バイタルサイン（体温、血圧、脈拍、呼吸数、酸素飽和度）の観察を行う。特に帝王切開術後の初回歩行時などは、肺血栓塞栓症発症の可能性を考慮する。

　分娩後に注意が必要な心大血管疾患としては、QT 延長症候群、大動脈解離、肺高血圧症、周産期心筋症が挙げられる。危険因子として、QT 延長症候群については運動中の失神既往や、突然死の家族歴、大動脈解離は結合組織疾患の合併、周産期心筋症については高年妊娠、妊娠高血圧症候群、多胎妊娠、リトドリン塩酸塩の使用が挙げられる。特に、肺高血圧症、周産期心筋症については倦怠感など症状が非特異的な場合があり、診断が遅れる可能性がある[1]。

　高血圧を伴う場合、産褥 HELLP 症候群を疑って速やかに血液検査を行う。HELLP 症候群の 30% は分娩後に発症し、その多くは分娩後 48 時間以内に発症する。診断については本 CHAPTER の「② 妊娠中期」を参照いただきたい[2]。

引用・参考文献

1) 日本産婦人科医会妊産婦死亡症例検討評価委員会. 母体安全への提言 2022. https://www.jaog.or.jp/wp/wp-content/uploads/2023/01/botai_2022.pdf [最終閲覧日 2024. 9. 17]

2) Matthys LA, et al. Delayed postpartum preeclampsia：an experience of 151 cases. Am J Obstet Gynecol. 2004；190（5）：1464-16.

　　　　　　　　　　　　　　　　　　　　　　　　　　（冨森馨予、松澤聡史、桂木真司）

CHAPTER 6

意識障害

① 妊娠初期

搬入時の意識障害

持続	けいれんあり	回復
意識障害	**けいれん重積**	**一過性意識障害**

持続 → 意識障害

バイタルサイン
病歴聴取
身体診察
血液検査**、尿定性
心電図

バイタルの安定化
超音波、頭部CTなどの画像検索

けいれんあり → けいれん重積

抗けいれん薬*
投与

回復 → 一過性意識障害

バイタルサイン
病歴聴取
身体診察
血液検査
（血糖、電解質）
心電図

一過性の血圧低下
が原因

全身性

・異所性妊娠、卵巣出血、SHiP*3などによる出血性ショック
・低血糖
・糖尿病性ケトアシドーシス
・甲状腺機能亢進症
・高血圧緊急症
・電解質異常
・敗血症
・Wernicke脳症
・肝性脳症
・肺性脳症
・内分泌疾患
・中毒
・アナフィラキシー
・熱中症
・低体温症
・転換性障害（ヒステリー）
　　　　　　　　など

脳局所性

・脳梗塞
・脳出血
・くも膜下出血
・もやもや病
・脳動静脈奇形
・けいれん発作
・てんかん発作
・非けいれん性てんかん重積
・脳炎、髄膜炎
・PRES、RCVS
　　　　　など

可能性が低い

・非失神

可能性が高い

・心原性失神
・器質的疾患による失神
・反射性失神
　　　　など

---

* ジアゼパムなど
** 血糖、電解質、ビタミンB_1、アンモニア、甲状腺刺激ホルモン（TSH）、サイロキシン（T4）など
*3 spontaneous hemoperitoneum in pregnancy

ペリネイタルケア 2025 新春増刊

第1部　鑑別編

妊娠初期の意識障害の特徴

○ 妊娠初期の意識障害では、非妊婦と同様に多岐にわたる鑑別疾患が挙げられるため、他科と協力し、原因を特定する必要がある。

○ 妊娠初期で妊娠終結を迅速に判断する必要があるのは異所性妊娠による出血性ショック以外では稀であり、全身管理を優先する。

○ 原疾患の治療において妊娠継続が困難な場合には、妊娠終結も選択肢となる。

妊娠初期の意識障害の鑑別ポイント

• 来院時の意識障害、けいれんの有無について評価し、けいれん重積状態であれば抗けいれん薬（ジアゼパムなど）を投与する。意識障害が回復していれば一過性意識障害、持続していれば意識障害として扱う。

• バイタルサイン、病歴聴取、身体診察、血液検査（血糖、電解質）、心電図などで全身状態の評価を行い、診断に優先して全身状態の安定化を行う。

• 一過性意識障害の原因が一過性の血圧低下であれば失神として鑑別を行う。健常若年女性であれば迷走神経反射などの反射性失神が考えられるが、器質的疾患による失神も否定できない。非失神であれば意識障害として鑑別を行う。

• 性器出血、腹痛、ショックバイタルなどが認められれば異所性妊娠など産科的疾患による出血性ショックを疑い、超音波断層法などにより診断を行う。

• 脳局所性の意識障害で神経学的巣症状（視覚異常、失語、運動麻痺など）を認めれば脳血管障害を疑い、頭部 CT 撮影を行う。頭部 CT による胎児被曝による影響はほぼないと考えてよく、バイタルの安定化後に施行する。頭部 CT で診断に至らなければ頭部 MRI も考慮する。可逆性後頭葉白質脳症（posterior reversible encephalopathy syndrome；PRES）、可逆性脳血管攣縮症候群（reversible cerebral vasoconstriction syndrome；RCVS）の診断に頭部 MRI は有用である。てんかんは既往歴から聴取可能な場合が多いが、初発のてんかん発作も否定はできない。脳炎、髄膜炎などの診断には髄液検査が必要である。

• 全身性の意識障害では悪阻に伴う電解質異常やビタミン B_1 欠乏による Wernicke 脳症を念頭に置く。低血糖、糖尿病性ケトアシドーシス、甲状腺機能亢進症などの内分泌疾患や脳症、敗血症など多岐な鑑別疾患があがる。

• 転換性障害（ヒステリー）の好発年齢は 10〜35 歳で、妊婦でも発症し得る。ストレスなどで誘発され、てんかんとは異なる所見がみられる。除外診断ではなく、陽性徴候から診断すべきである。

ペリネイタルケア 2025 新春増刊　67

CHAPTER 6

意識障害

② 妊娠中期

搬入時の意識障害

持続	けいれんあり	回復
意識障害	**けいれん重積**	**一過性意識障害**

バイタルサイン
病歴聴取
身体診察
血液検査**、尿定性
心電図

抗けいれん薬*
投与

バイタルサイン
病歴聴取
身体診察
血液検査
（血糖、電解質）
心電図

バイタルの安定化
超音波、頭部CTなどの画像検索

一過性の血圧低下
が原因

全身性	脳局所性	可能性が低い	可能性が高い

・子宮破裂、SHiP、胎盤位置
　異常、常位胎盤早期剝離な
　どによるショック
・低血糖
・糖尿病性ケトアシドーシス
・甲状腺機能亢進症
・電解質異常
・敗血症
・Wernicke脳症
・肝性脳症
・肺性脳症
・内分泌疾患
・中毒
・アナフィラキシー
・熱中症
・低体温症
・転換性障害（ヒステリー）
　　　　　　　　　など

・脳梗塞
・脳出血
・くも膜下出血
・子癇
・けいれん発作
・てんかん発作
・非けいれん性
　てんかん重積
・脳炎、髄膜炎
・PRES、RCVS
　　　　　など

・非失神

・心原性失神
・器質的疾患
　による失神
・反射性失神
　　　　など

＊ 硫酸マグネシウム、ジアゼパムなど
＊＊ 血糖、電解質、ビタミンB$_1$、アンモニア、甲状腺刺激
　　ホルモン（TSH）、サイロキシン（T4）など

68　ペリネイタルケア 2025 新春増刊

第1部 鑑別編

妊娠中期の意識障害の特徴

○ 妊娠中期の意識障害では産科疾患の原因検索も重要である。

○ 妊娠中期では妊娠継続が困難な産科疾患以外では全身管理を優先する。

○ 原疾患の治療において妊娠継続が困難な場合には、妊娠終結も選択肢となる。胎外生存の可能性を含め、新生児科との協議も必要である。

妊娠中期の意識障害の鑑別ポイント

• 初期対応は妊娠初期と同様であるが、産科的な原因による意識障害も考慮する必要がある。

• 子癇は「妊娠20週以降に起こる二次性けいれんではない強直間代性けいれん発作」と定義される。子癇であれば高血圧、蛋白尿が認められる場合が多いため、バイタルサインや尿検査は参考となる。

• 子癇のけいれん発作は、突然の意識消失と四肢を強直させる強直性けいれんで始まり、次いで四肢の屈伸を繰り返すような間代性けいれんに移行する。一般的にけいれんは1〜2分で止まり、その後、昏睡状態となるが、10〜15分で意識が回復する。

• 子癇の頭部MRIではPRESの所見が認められることが多い。PRESではMRIで典型的には頭頂後頭葉の皮質下白質や皮質にT2強調像／FLAIR像で高信号を認める。拡散強調画像（diffusion weighted image；DWI）では低〜等信号を、見かけの拡散係数（apparent diffusion coefficient maps；ADC）では高信号を示す。

• けいれん発作、意識障害以外の神経症候（視覚異常、失語、運動麻痺など）や原因不明の激しい頭痛における頭部MRIやMRAでも、PRESやRCVSを認めることもある。

• 子宮筋腫核出術後など既往子宮術後妊娠では子宮破裂も起こり得る。特に腹腔鏡下手術での報告が散見される。SHiP（spontaneous hemoperitoneum in pregnancy）は妊娠中に非外傷性の腹腔内出血を来す疾患であり、発症頻度は少ないが、母児共に重篤な結果をもたらす可能性が高く、子宮内膜症との関連も示唆されている。胎盤位置異常による出血や常位胎盤早期剝離も鑑別に挙がる。超音波断層法が第一選択ではあるが、CT、MRIなどの画像診断も考慮する。

CHAPTER 6 意識障害

③ 妊娠後期

搬入時の意識障害

持続	けいれんあり	回復
意識障害	**けいれん重積**	**一過性意識障害**

持続 → 意識障害
バイタルサイン
病歴聴取
身体診察
血液検査**、尿定性
心電図

けいれんあり → けいれん重積
抗けいれん薬*
投与

回復 → 一過性意識障害
バイタルサイン
病歴聴取
身体診察
血液検査
（血糖、電解質）
心電図

バイタルの安定化
超音波、頭部CTなどの画像検索

一過性の血圧低下
が原因

全身性
- 子宮破裂、SHiP、胎盤位置異常、常位胎盤早期剝離などによるショック
- 低血糖
- 糖尿病性ケトアシドーシス
- 甲状腺機能亢進症
- 電解質異常
- 敗血症
- Wernicke脳症
- 肝性脳症
- 肺性脳症
- 内分泌疾患
- 中毒
- アナフィラキシー
- 熱中症
- 低体温症
- 転換性障害（ヒステリー）
など

脳局所性
- 脳梗塞
- 脳出血
- くも膜下出血
- 子癇
- けいれん発作
- てんかん発作
- 非けいれん性てんかん重積
- 脳炎、髄膜炎
- PRES、RCVS
など

可能性が低い
- 非失神

可能性が高い
- 心原性失神
- 器質的疾患による失神
- 反射性失神
など

* 硫酸マグネシウム、ジアゼパムなど
** 血糖、電解質、ビタミンB$_1$、アンモニア、甲状腺刺激ホルモン（TSH）、サイロキシン（T4）など

第1部　鑑別編

妊娠後期の意識障害の特徴

◯ 妊娠後期の意識障害では産科疾患の原因検索も重要である。特に妊娠高血圧症候群に注意する必要がある。

◯ 妊娠後期では原疾患の治療において妊娠継続が困難な場合には、妊娠終結も選択肢となる。児の成熟度と原疾患の治療の優先度を考慮して新生児科との協議も必要である。

妊娠後期の意識障害の鑑別ポイント

- 初期対応は妊娠中期と同様であるが、原疾患の治療において妊娠継続が困難な場合には、妊娠終結も選択肢となる。児の成熟度と原疾患の治療の優先度を考慮して妊娠継続するのか、妊娠終結し、原疾患の治療を行うかの判断が必要である。

- 子癇の発症時期は妊娠後期以降が多いため、高血圧、蛋白尿を認める場合はまず子癇を疑う。一方、脳出血、くも膜下出血などの出血性脳卒中の発症時期も妊娠後期が多いため、両者の鑑別が重要である。

- PRES や RCVS は妊娠高血圧症候群や HELLP 症候群に合併することもあるため、子癇や意識障害の有無にかかわらず、視覚異常、失語、運動麻痺などの神経症候、激しい頭痛、上腹部痛などの症状や病歴聴取も重要である。

- 頭部 CT は子癇と脳出血、くも膜下出血などの出血性脳卒中の鑑別に有用である。子癇で認められることが多い PRES では後頭葉を中心に脳浮腫が出現するとされているが、頭部 CT でわずかな低吸収域を認めることがあるものの、所見がないことも多い。脳出血では、実質内血腫は発症直後に凝血塊となり、CT では高吸収域となる。数時間後から血腫周囲に浮腫性変化の虚血性変化を反映した低吸収域が出現する。くも膜下出血では脳槽や脳溝に沿った高吸収を呈する所見が典型的である。血腫は鞍上槽、橋前槽、シルビウス谷などの脳底槽から脳幹周囲、シルビウス裂、大脳縦裂、脳溝へと広がる。くも膜下出血の原因として、脳動脈瘤破裂が最も頻度が高い。超急性期はくも膜下出血の局在優位性から破裂動脈瘤の推定も可能となる。

- 意識障害やけいれん発作には常位胎盤早期剥離を合併することがあるので、性器出血や腹痛にも注意する必要がある。切迫早産と誤診することがあるので、注意が必要である。

- 子宮破裂、SHiP、胎盤位置異常、常位胎盤早期剥離の発症頻度も妊娠後期以降に高くなるため、既往歴や妊娠合併症の確認は重要である。胎外生存が可能な時期であるため、胎児健常性の評価を行い、急速遂娩の必要性について検討する。

CHAPTER 6

意識障害

④分娩期

搬入時の意識障害

持続 → **意識障害**

けいれんあり → **けいれん重積**

回復 → **一過性意識障害**

意識障害
バイタルサイン
病歴聴取
身体診察
血液検査**、尿定性
心電図

けいれん重積
抗けいれん薬*
投与

一過性意識障害
バイタルサイン
病歴聴取
身体診察
血液検査
（血糖、電解質）
心電図

バイタルの安定化
超音波、頭部CTなどの画像検索

一過性の血圧低下
が原因

全身性
- 羊水塞栓症
- 子宮破裂、常位胎盤早期剥離、胎盤位置異常などによるショック
- 低血糖
- 糖尿病性ケトアシドーシス
- 甲状腺機能亢進症
- 電解質異常
- 敗血症
- Wernicke脳症
- 肝性脳症
- 肺性脳症
- 内分泌疾患
- 中毒（局所麻酔薬）
- アナフィラキシー
- 全脊髄くも膜下麻酔
- 熱中症
- 低体温症
- 転換性障害（ヒステリー）
など

脳局所性
- 脳梗塞
- 脳出血
- くも膜下出血
- 子癇
- けいれん発作
- てんかん発作
- 非けいれん性てんかん重積
- 脳炎、髄膜炎
- PRES、RCVS
など

可能性が
低い
- 非失神

可能性が
高い
- 心原性失神
- 器質的疾患による失神
- 反射性失神
など

＊ 硫酸マグネシウム、ジアゼパムなど
＊＊ 血糖、電解質、ビタミンB_1、アンモニア、甲状腺刺激ホルモン（TSH）、サイロキシン（T4）など

72　ペリネイタルケア 2025 新春増刊

第 1 部　鑑別編

分娩期の意識障害の特徴

◎ 分娩期は陣痛に伴う血圧上昇などにより脳血管障害、子癇のリスクが増加する。

◎ 無痛分娩中であれば硬膜外麻酔の合併症も念頭に置く必要がある。

分娩期の意識障害の鑑別ポイント

- 分娩期では産科入院中であることが多く、けいれん発作を目撃する場合もある。けいれん発作に対してはジアゼパム、硫酸マグネシウム投与により、けいれんの治療、再発予防を行う。高血圧、蛋白尿を参考に脳血管障害、子癇を念頭に置いて鑑別診断を行う。

- 分娩第 2 期で早期娩出可能と判断すれば器械分娩などにより急速遂娩を行ってもよい。

- 子癇に伴う胎児徐脈に母体のけいれんによる一過性のものであるが、持続する場合は常位胎盤早期剥離の併発も考慮する。

- 破水後に意識障害、呼吸不全、心停止、胎児徐脈を認めた場合は羊水塞栓症を念頭に置く。

- 帝王切開後試験分娩中や陣痛促進中のショックでは子宮破裂を想定する。激しい腹痛、子宮下部の圧痛、子宮体部の著しい硬さ、陣痛の停止、胎児心拍数異常などの子宮破裂の症状や所見に注意する。

- 抗菌薬などによるアナフィラキシーショックなどによる意識障害もあり得るのでアレルギー歴の確認や薬剤投与後の観察も怠らない。

- 無痛分娩を行っている際には局所麻酔薬中毒、全脊髄くも膜下麻酔などの合併症による意識障害も念頭に置く。局所麻酔薬中毒の症状経過として舌や口のしびれ感、多弁、呂律困難、めまい、ふらつきから始まり、興奮から全身のけいれんを生じる。全脊髄くも膜下麻酔では、両下肢運動麻痺で異常に気づくことで呼吸停止に至ることなく対処が可能である。

- 転換性障害（ヒステリー）は分娩時の産痛などのストレスで誘発されることがある。陽性徴候から診断すべきであるが、分娩時には重大疾患の鑑別を優先すべきであり、除外診断となることもある。けいれん様の不随運動を来すことが多く、強直間代性けいれんとなることはまれである。痛み刺激に反応しない意識障害となることもあるが、バイタルは安定している 。

6

意識障害

ペリネイタルケア 2025 新春増刊　73

CHAPTER 6

意識障害

⑤産褥期

搬入時の意識障害

持続	けいれんあり	回復
意識障害	**けいれん重積**	**一過性意識障害**

持続（意識障害）

バイタルサイン
病歴聴取
身体診察
血液検査**、尿定性
心電図

バイタルの安定化
超音波、頭部CTなどの画像検索

全身性

- 分娩時大量出血による出血性ショック
- 子宮破裂
- 羊水塞栓症
- 子宮内反症
- 肺血栓塞栓症
- 周産期心筋症
- 低血糖
- 糖尿病性ケトアシドーシス
- 甲状腺機能亢進症
- 電解質異常
- 敗血症
- Wernicke脳症
- 肝性脳症
- 肺性脳症
- 内分泌疾患
- 中毒
- アナフィラキシー
- 熱中症
- 低体温症
- 転換性障害

など

脳局所性

- 脳梗塞
- 脳出血
- くも膜下出血
- 子癇
- けいれん発作
- てんかん発作
- 非けいれん性てんかん重積
- 脳炎、髄膜炎
- PRES、RCVS

など

けいれんあり（けいれん重積）

抗けいれん薬*
投与

回復（一過性意識障害）

バイタルサイン
病歴聴取
身体診察
血液検査
（血糖、電解質）
心電図

一過性の血圧低下
が原因

可能性が低い

- 非失神

可能性が高い

- 心原性失神
- 器質的疾患による失神
- 反射性失神

など

＊ 硫酸マグネシウム、ジアゼパムなど
＊＊ 血糖、電解質、ビタミンB$_1$、アンモニア、甲状腺刺激ホルモン（TSH）、サイロキシン（T4）など

ペリネイタルケア 2025 新春増刊

第 1 部　鑑別編

産褥期の意識障害の特徴

◎ 分娩直後、産褥早期、産褥後期で意識障害の原因が異なることに留意する。

◎ 胎児への影響を考慮する必要がないので、必要な検査・治療は躊躇しなくてよい。

産褥期の意識障害の鑑別ポイント

- 分娩直後では分娩期と同様に子癇、脳血管障害による意識障害の可能性がある。分娩時大量出血による出血性ショック、子宮破裂、羊水塞栓、子宮内反症でも意識障害を起こし得る。

- 帝王切開後試験分娩では経腟分娩が成功しても 1 時間程度はバイタルサインや下腹部痛の確認を行う。外出血に見合わないバイタルサインの悪化がみられた場合は腹腔内出血も念頭に置く。

- 子宮内反症では出血性ショックとは異なり、迷走神経反射による神経原性ショックにより、早期に低血圧、徐脈を呈する。腟鏡診で翻転した子宮底部内膜を視認し、超音波検査などで子宮底の陥凹部を確認できれば、子宮内反症と診断する。発症直後であれば用手整復が成功しやすいため、早期診断を心がける。

- 肺血栓塞栓症は帝王切開後、肥満、高齢などがリスク因子で、呼吸困難や胸痛が主要症状であり、頻呼吸や頻脈も高率に認める。分娩後 48〜72 時間以内が最も静脈血栓塞栓症を発症しやすい。初回歩行時や排尿・排便後、体位変換時に呼吸困難や胸痛を認めた場合は肺血栓塞栓症を疑う。D-dimer などの血液凝固系を含めた血液検査や下肢静脈エコー、造影 CT を行う。

- 周産期心筋症は高年妊娠、妊娠高血圧症候群、多胎や子宮収縮抑制薬（リトドリン塩酸塩）の使用がリスク因子である。分娩から 1 カ月以内の診断が最多であり、息切れ、咳、浮腫などの心不全症状が多いが、ショック、意識障害を呈する場合もある。胸部聴診も含めた身体診察を行い、疑わしければ胸部エックス線、心臓超音波検査を行う。

（岸上靖幸、小口秀紀）

CHAPTER 7 胎児心拍異常

胎児心拍数モニタリングの目的

胎児心拍数モニタリングを用いた胎児 well-being 評価の特徴

「日常臨床において、胎児心拍数モニタリングは何のために行うのか？」という唐突な質問を助産師さんや学生に投げかけることがある。悪い所見を見つけるためか、良い所見を見つけるためかと。勉強している助産師さんや学生ほど、「悪い所見を発見するため」と答えることが多い。

胎児心拍数モニタリングのみを用いた胎児評価方法には、ノンストレステスト（non-stress test；NST）とコントラクションストレステスト（contraction stress test；CST）がある。これらの胎児 well-being 評価方法の大きな特徴として、いずれも偽陰性率（検査が正常であったにもかかわらず胎児が死亡する確率）が非常に低くその信頼度は高いが、偽陽性率（検査が異常であっても新生児に異常がない確率）が非常に高いことが挙げられる[1]。このことから、胎児心拍数モニタリングを用いた胎児評価は、児の well-being が良好であることを確定する検査として優れており、reassuring と判断される所見を積極的に確認していくことが重要であるといえる。つまり、胎児心拍数モニタリングの大きな目的は、良い所見を見つけるためだというのが正解だといえる。

一過性頻脈から見た胎児 well-being 評価

NST は胎児 well-being（アシドーシスの有無）を評価する方法であり、禁忌症例もなく簡便に行えることから、広く用いられる検査方法である[2]。NST は 20 分間の記録中に一過性頻脈（妊娠 32 週未満であれば 10 bpm 以上・10 秒以上、32 週以降であれば 15 bpm 以上・15 秒以上）を 2 回以上認めれば「reactive」であり、それ未満であれば「non-reactive」と判断する（図 1）。一過性頻脈を認めれば胎児の well-being は良好であると考えられる。しかし臨床上は、偽陽性症例（non-reactive：

第 1 部　鑑別編

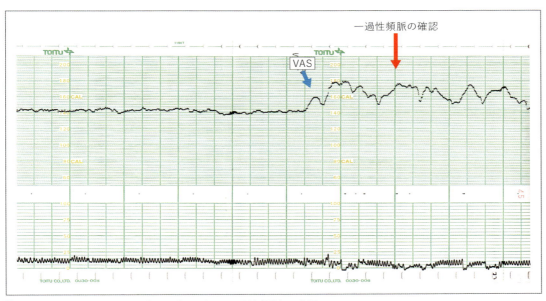

図1　ノンストレステスト（NST）による一過性頻脈の確認
VAST により一過性頻脈を確認できれば胎児 pH は 7.25 以上であると考えられる。

一過性頻脈を認めないにもかかわらず、新生児に異常がない状態）が比較的多くみられ、胎児の well-being の判断に迷うことがあると思われる。
　そこで一過性頻脈がみられない場合の、胎児 well-being を確認するための 2 種類の追加テストについて紹介する。

胎児振動音響刺激試験（VAST）

　胎児が睡眠状態にある場合、50 分間、時にはそれ以上にわたって non-reactive であることがある。したがって、正常な胎児 well-being 状態を胎児の状態悪化とミスリーディングしないように、ほかの方法で胎児の一過性頻脈を評価することが重要である。
　胎児振動音響刺激試験（Vibro-acoustic stimulation test；VAST）は、母体の腹部に人工の音響刺激を与え、胎児の一過性頻脈を確認するテストである。
　non-reactive NST（一過性頻脈を認めない）の原因として、胎児アシドーシス以外に胎児の未熟性や睡眠サイクル、薬剤の影響などが考えられる。モニタリング異常が出現した場合、胎児睡眠サイクルを考慮して VAST により胎児を awake state に変え、一過性頻脈の出現を確認する（**図1**）。VAST により一過性頻脈が誘発された場合、すべての胎児の pH は 7.25 以上であり、このロジックは分娩前、分娩中どちらでも胎児 well-being の評価において適応可能である[3, 4]。

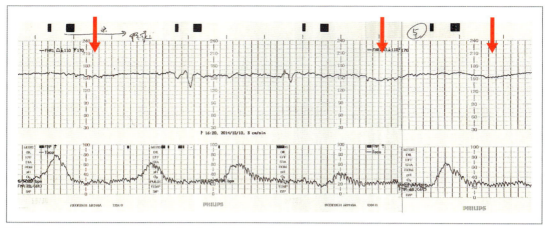

■ 図2　コントラクションストレステスト（CST）陽性所見
矢印は遅発一過性徐脈を示す。子宮口未開大にて緊急帝王切開術となる。
出生体重 2,300 g 台、Apgar スコア：1 分値 8 点/5 分値 8 点、臍帯動脈血 pH：7.35、pCO_2：42.7 mmHg、pO_2：14.2 mmHg

コントラクションストレステスト（CST）

　一方、CST は、分娩前の胎児低酸素状態を評価する方法として用いられ、遅発一過性徐脈の出現をみる検査である。具体的には陣痛を模した 10 分間に 3 回の子宮収縮下における遅発一過性徐脈の出現頻度により positive、negative などを判断する（図2）。CST は NST 同様に低い偽陰性率を特徴とするが、NST と比較すると偽陽性率は低く、NST で判断が困難な場合のバックアップテストとして用いることができる。

　NST、CST はそれぞれ、一過性頻脈、遅発一過性徐脈を確認するための胎児心拍数を用いたモニタリング検査である。実臨床では NST、CST それぞれの所見を一元的にどのように解釈するかが重要である。子宮収縮を認めた状況（CST 施行時）で、胎児の状態は、一過性頻脈の有無、遅発一過性徐脈の有無から、「reactive-negative（非アシドーシス―非低酸素血症）」、「reactive-positive（非アシドーシス―低酸素血症）」、「non-reactive-positive（アシドーシス―低酸素血症）」と表現される（図3）。遅発一過性徐脈が出現しても（CST-positive）、一過性頻脈を認めれば（NST-reactive）、胎児は低酸素状態となっているが、アシドーシスには至っていないと評価することができる[5]。つまり NST と CST の所見から胎児の well-being を正常、低酸素状態、アシドーシスのいずれかであると判断し、その施設に応じた適切な分娩介入を行うことが重要と考える。

第1部　鑑別編

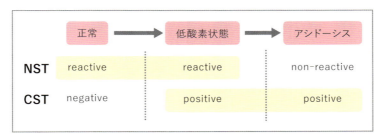

図3　ノンストレステスト（NST）とコントラクションストレステスト（CST）を用いた一元的胎児の評価

子宮収縮を認めた状況（CST施行時）で、胎児の状態は、一過性頻脈の有無、遅発一過性徐脈の有無から、「reactive-negative（非アシドーシス-非低酸素血症）」、「reactive-positive（非アシドーシス-低酸素血症）」、「non-reactive-positive（アシドーシス-低酸素血症）」と表現される。低酸素血症を認めないアシドーシスは理論上出現しないので、「non-reactive-negative」は中枢神経異常などの特殊例を除いて出現することはない。

波形パターンが臨床的予後に直結する可能性があるケース

胎児心拍数モニタリングが臨床へ導入されてから半世紀以上が経過した。現在でも胎児well-being評価のゴールドスタンダードであることに間違いない。臨床上よくみられる周期的胎児心拍数波形パターンとして、変動一過性徐脈、早発一過性徐脈、遅発一過性徐脈などが挙げられるが、そのパターンの瞬間的な出現自体は、児の臨床的予後不良と直結していることはまれと考えられている。しかし、その波形パターン自体が、臨床的予後に直結している可能性があるまれなケースとして、「サイナソイダルパターン（sinusoidal pattern）」と「チェックマークパターン」および、「sawtooth（のこぎり歯）パターン」がある。

サイナソイダルパターン（sinusoidal pattern）

定義

サイナソイダルパターンは、規則的で滑らかな正弦波であり、胎児心拍数基線細変動とは明確に

■ 表　Modanlou によるサイナソイダルパターンの定義

①120〜160 bpm の安定した基線
②5〜15 bpm の振幅
③1 分間に 2〜5 サイクルの long term variability
④short term variability の消失
⑤基線を上下する振動
⑥一過性頻脈の消失

（文献 6 より作成）

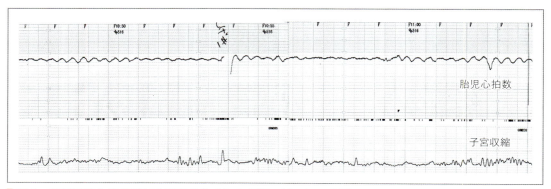

■ 図 4　母児間輸血症候群による真のサイナソイダルパターンの 1 例
症例は XX 歳、妊娠 38 週 Y 日。モニター異常にて当院に紹介された。真のサイナソイダルパターンを認め、緊急帝王切開術を施行。
Apgar スコア：1 分値 9 点/5 分値 10 点。臍帯血の胎児ヘマトクリット値：12.2%、胎児ヘモグロビン 3.3 g/dL。後述の Kleihauer Betke（K-B）検査で、約 152 mL の経胎盤出血が起こったものと推測される。

区別される波形である。Modanlou らはサイナソイダルパターンを、①安定した正常胎児心拍数基線、②5〜15 bpm の振幅、③1 分間に 2〜5 サイクルの変動、④基線細変動の消失、⑤基線を中心としたサインカーブ、⑥一過性頻脈の消失と定義している（表）[6]。

サイナソイダルパターンの鑑別

サイナソイダルパターンが出現した場合、胎児の状態悪化を示す真（true）のサイナソイダルパターンか、偽（pseudo）のサイナソイダルパターンかを区別することが重要である。真のサイナソイダルパターンは胎児の死亡直前にみられる胎児心拍数の波形パターンであり、Rh 血液型不適合、母児間輸血症候群、絨毛癌、双胎間輸血症候群、前置血管の出血の場合に起こる重度の胎児貧血で観察されることがあり、速やかな分娩対応が要求される[7]（図 4）。一方、偽のサイナソイダル

第1部　鑑別編

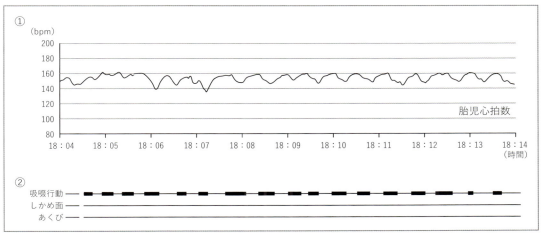

図5　胎児の睡眠状態と偽のサイナソイダルパターン（文献9より作成）
胎児の睡眠サイクル時（ステート1）における胎児心拍数パターン（①）。ステート1では眼球運動が消失するが、呼吸様運動を認める non-REM 期と考えることができる。②の1段目は定期的な胎児の吸啜行動を示唆する。

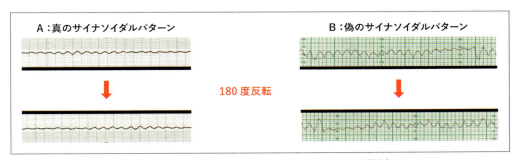

図6　真のサイナソイダルパターンと偽のサイナソイダルパターンとの鑑別
A：真のサイナソイダルパターンのモニター所見である（上）。滑らかなサインカーブであるため、反転しても似たようなモニター所見となる（下）。
B：偽のサイナソイダルパターンのモニターである。反転後（下）のモニターは、どちらかというと上に凸となるような波形パターンを示している。

パターンは分娩全体の約15％に観察されるとされ[8]、鎮痛薬などの薬剤で誘発されたもの、睡眠サイクル、吸啜などのリズミカルな口唇運動などの胎内行動により出現するものがあり、それ自体は胎児の状態が悪化していることを示すものではないと考えられている（**図5**）[9]。

真のサイナソイダルパターンと偽のサイナソイダルパターンとを容易に鑑別するワンポイント・アドバイスとして、胎児心拍数陣痛図を180度反転させる方法がある。真のサイナソイダルパ

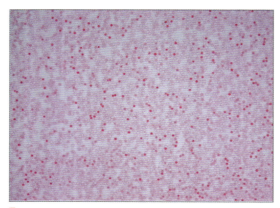
図7　Kleihauer-Betke（K-B）検査

ターンは、偽のサイナソイダルパターンとは異なり滑らかなサインカーブを示しているため、反転しても胎児心拍数陣痛図は反転前とほぼ同じ波形パターンとなる（図6）。

サイナソイダルパターン出現の機序と原因

　サイナソイダルパターンが出現する機序は不明である。Murata らは、妊娠羊を用いた慢性実験において、抗コリン薬の投与や迷走神経の遮断を行い、迷走神経機能が低下した状況下において、抗利尿・循環調節のホルモンであるアルギニン・バソプレシン（arginine vasopressin；AVP）を投与することにより、サイナソイダルパターンの再現に実験的に成功している。さらに胎仔静脈から連日 10 mL 脱血し、ヘマトクリット値が 20％以下となった場合に、胎仔血中 AVP 濃度の上昇とサイナソイダルパターンの出現がみられたと報告している[10]。このことからサイナソイダルパターンの出現には、自律神経系の抑制と、高 AVP 血症が関与していると推察される。

　サイナソイダルパターンを呈する原因の一つに、胎児の血液が大量に母体の血液中に流入する母児間輸血症候群があるが、これは Kleihauer Betke（K-B）検査で診断され得る。K-B 検査は胎児失血量を定量化する方法である。胎児血が酸に抵抗性であることを利用し、スライド上の母体血中に混入した胎児赤血球（濃染赤血球）をカウントし、胎児失血量を推定する（図7）。

　また、サイナソイダルパターンを来す胎児貧血では胎盤内に絨毛癌を認めることもあり、児のみならず母体の予後にも関わる疾患であるため、原因不明の胎児貧血を伴った場合、胎盤病理検査は必須と考える。

第 1 部　鑑別編

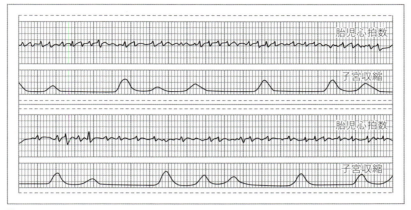

■ 図 8　チェックマークパターン（文献 11 より作成）

症例は 28 歳白人、妊娠 41 週。経産婦。妊娠高血圧症候群に伴う母体肺水腫を認め、分娩誘発薬により自然分娩となる。

出生体重 3,200 g、臍帯動脈血 pH7.25 であったが、Apgar スコアは 1 分値 1 点/5 分値 5 点であった。速やかな集中治療にもかかわらず、自発呼吸や筋緊張は認めなかった。生後 5 日目の脳波検査では活動脳波を認めず、脳死状態と判定された（40 年前の報告より）。

チェックマークパターン

　チェックマークパターンは、急峻な心拍数上昇と、速やかな基線への回復を特徴とする心拍数パターンである。

　一過性頻脈と判読され得るが、この心拍数パターンは中枢神経系にダメージがみられる胎児に観察されるといわれ、予後不良を示すパターンと考えられている[11]。このチェックマークパターンは子宮内胎児死亡前の「あえぎ呼吸（gasping）」に伴って出現する（図 8）[11]。

sawtooth（のこぎり歯）パターン

　Andrikopoulou らは、胎児の中枢神経障害を示す心拍数波形として sawtooth（のこぎり歯）パターンを呈した 3 症例を報告している（図 9）[12]。

　この波形パターンは、①1 分間に 3〜サイクルの「のこぎり」様のシャープな変動を示すこと、②変動の振幅が 20 bpm 以上であること、③基線が不確定であることを特徴とする。

　3〜5 サイクルの変動を示すため、胎児貧血によるサイナソイダルパターンとの鑑別を要するが、

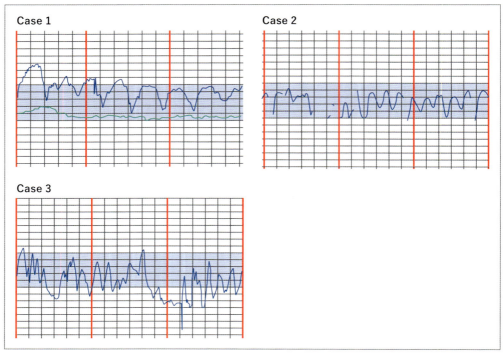

■ 図9 sawtooth（のこぎり歯）パターン（文献12より作成）
Case 1：生後に顔面けいれんを来したため、MRIを施行。左半球に梗塞を認めた。
Case 2：Apgarスコア：1分値0点/5分値3点/10分値3点、臍帯動脈血pH：6.87、pCO$_2$：186 mmHg、BE：−27であった。脳波異常を認め、脳低温療法が施行された。
Case 3：Apgarスコア：1分値3点/5分値6点、臍帯動脈血pH：6.90、pCO$_2$：73 mmHg、BE：−19.5であった。グレードⅡの脳室内出血を認めた。

サイナソイダルパターンでは、①変動が滑らかであること、②変動の振幅が5〜15 bpm、③基線が一定していることにより、sawtoothパターンとは区別される。

おわりに

　胎児心拍数モニタリングを用いた分娩管理において、NSTとCSTの概念を組み合わせることで胎児のwell-beingを詳細に評価でき（良いとされる所見を積極的に探すことができ）、適切な医療介入につながると思われる。
　また、胎児心拍数波形の特殊なパターンとしてサイナソイダルパターン、チェックマークパターン、sawtooth（のこぎり歯）パターンを紹介した。いずれの心拍数パターンも出現機序は不明な点

第1部　鑑別編

が多いが、その出現自体が不良な予後と関連する所見である。これらのパターンに実際に遭遇した場合には、迅速な対応が求められる一方、良好な所見を示唆する基線細変動や、一過性頻脈との鑑別を要する所見であるため、その診断には慎重を要する。

引用・参考文献

1) Signore C, et al. Antenatal testing-a reevaluation：executive summary of a Eunice Kennedy Shriver National Institute of Child Health and Human Development workshop. Obstet Gynecol. 2009；113（3）：687-701.

2) Trierweiler MW, et al. Baseline fetal heart rate characteristics as an indicator of fetal status during the antepartum period. Am J Obstet Gynecol. 1976；125（5）：618-23.

3) Edersheim TG, et al. Fetal heart rate response to vibratory acoustic stimulation predicts fetal pH in labor. Am J Obstet Gynecol. 1987；157（6）：1557-60.

4) Smith CV, et al. Fetal acoustic stimulation testing．Ⅱ. A randomized clinical comparison with the nonstress test. Am J Obstet Gynecol. 1986；155（1）：131-4.

5) Murata Y, et al. Fetal heart rate accelerations and late decelerations during the course of intrauterine death in chronically catheterized rhesus monkeys. Am J Obstet Gynecol. 1982；144（2）：218-23.

6) Modanlou HD, Freeman RK. Sinusoidal fetal heart rate pattern：its definition and clinical significance. Am J Obstet Gynecol. 1982；142（8）：1033-8.

7) Modanlou HD, Murata Y. Sinusoidal heart rate pattern：Reappraisal of its definition and clinical significance. J Obstet Gynaecol Res. 2004；30（3）：169-80.

8) Egley CC, et al. Sinusoidal fetal heart rate pattern during labor. Am J Perinatol. 1991；8（3）：197-202.

9) Nijhuis JG, van de Pas M. Behavioral states and their ontogeny：human studies. Semin Perinatol. 1992；16（4）：206-10.

10) Murata Y, et al. Experimentally produced sinusoidal fetal heart rate pattern in the chronically instrumented fetal lamb. Am J Obstet Gynecol. 1985；153（6）：693-702.

11) Cruikshank DP. An unusual fetal heart rate pattern. Am J Obstet Gynecol. 1978；130（1）：101-2.

12) Andrikopoulou M, Vintzileos AM. Sawtooth fetal heart rate pattern due to in utero fetal central nervous system injury. Am J Obstet Gynecol. 2016；214（3）：403.e1-4.

（経塚　標）

CHAPTER 8 異常分娩

分娩の三要素

分娩は分娩の三要素（図1）の均衡と経時的変化が合目的に進行して初めて完遂されるものである。医療介入がまったく必要のない「自然分娩」ではこの複雑な制御が自然と成されており、三位のバランスが崩れたとき、異常分娩に陥っていく（図2）。

娩出力

分娩進行にとって最も重要な要素であり、有効陣痛（分娩を進行させることのできる子宮収縮）が不十分なときに異常分娩となる。何らかの原因で微弱になった陣痛は産道と児頭の均衡を崩すと回旋異常を引き起こし、逆に回旋異常により陣痛が弱まることもある。

娩出物

胎児の大きさの絶対的数字では異常分娩の予測は難しい。超音波による推定体重は残念ながら不正確であり、母体との関係性で産道に適した児体重であれば分娩はスムーズに進む。母体に比べ

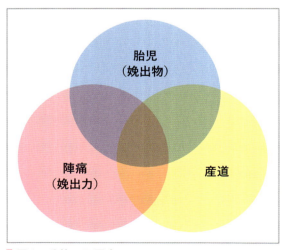

図1　分娩の三要素

第1部　鑑別編

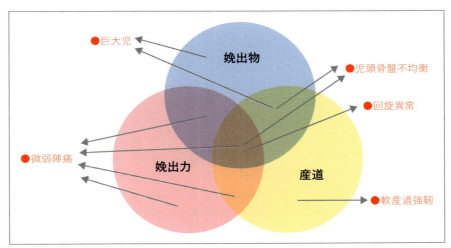

図2　異常分娩とその原因

児体重が大きい場合は最終的に児頭骨盤不均衡（cephalopelvic disproportion；CPD）となり分娩が停止するが、児体重が大きいがゆえに微弱陣痛・回旋異常を起こすこともあり、やはりここでも有効陣痛が大きな要素となる。CPDは骨盤に嵌入、つまり正しい第1回旋と児頭下降が成されない状態である。よって子宮口が開大しているが嵌入が成されない場合は、「ちょっと大きいかも？」と気づくサインである。

産道

客観的評価が最も困難な要素である産道は、結果的に分娩が進まないときにその原因として考えられる。骨産道はエックス線である程度評価可能であるが、児頭の大きさ、回旋との関係で結果は変わる。米国の産科の教科書といえるWilliams Obstetricsの24版では、児頭回旋を嵌入—下降—屈曲—内回旋—伸張—外回旋とし、わが国でいう第2回旋は骨盤底に達するまでに65％、骨盤底に達した後に25％、残りの数％はその後の伸展（第3回旋）で完成するとされている[1]。よって、児頭が下降してきたとき、初めて回旋異常の診断が可能であり、児頭未嵌入時の回旋異常有無の判断は時期尚早といえる。

無痛分娩における異常分娩

前述の自然分娩の進行に、麻酔処置が入ることで分娩進行が修飾されてしまう。娩出力を弱めれば微弱陣痛・回旋異常を引き起こし、産道を緩めることで比較的大きな胎児の分娩が進むこともあ

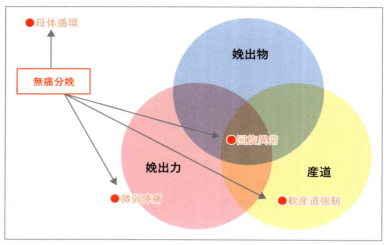

図3　無痛分娩の影響

り、分娩にとってはアクセルとブレーキの両方の影響を与える（図3）。分娩第2期を延長させることは初産・経産に限らず高頻度で発生する。

異常分娩の鑑別

　分娩の三要素がバランスを取っていれば、分娩は進んでいくものである。結果的に分娩停止から帝王切開となった症例も、逸脱し始めたポイントが必ずあるはずである。外来情報からリスクを評価し、現時点での情報（診察・CTG・超音波所見）から分娩進行のどの位置にあるのかを考え、その先に進むはずの予測をもとに分娩を管理すれば、異常分娩へ外れていくポイントがわかるようになると思われる。

引用・参考文献

1) Cunningham FG, et al., eds. Williams obstetrics. 24th ed. New York, McGraw-Hill Medical, 2014.

（松岡　隆）

memo

桶谷式乳房管理法研修センター
研修生大募集！

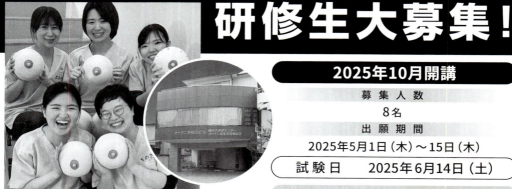

助産師だからこそ、できるケアがある

2025年10月開講

募集人数　8名

出願期間　2025年5月1日（木）～15日（木）

試験日　2025年6月14日（土）

学校説明会・オープンキャンパスセミナーも開催中！詳しくはQRコードをご覧ください。

公益社団法人 桶谷式母乳育児推進協会　**桶谷式乳房管理法研修センター**

〒162-0044
東京都新宿区喜久井町20-8 オケタニ早稲田ビル
TEL. 03-5291-1020
E-mail. school@oketani.or.jp
ホームページ https://www.oketani.or.jp/

好評書

J-CIMELS公認講習会ベーシックコーステキスト

産婦人科必修
母体急変時の初期対応　第3版

日本母体救命システム普及協議会／
京都産婦人科救急診療研究会　編著

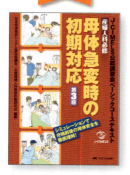

定価5,280円（本体＋税10%）
B5判／368頁
ISBN978-4-8404-7188-6

あらゆる職種の周産期医療関係者に標準的な母体救命法を普及させることを目的に設立された「日本母体救命システム普及協議会（J-CIMELS）」が主催する4段階の講習会のうち、急変発見から高次施設への搬送もしくは集中治療につなぐまでの母体救命対応を学ぶ「ベーシックコース」のテキスト。

メディカ出版

試し読みも！
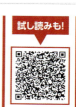
メディカ出版
オンラインストア

第2部
疾患編

CHAPTER

1

絨毛膜羊膜炎（子宮内感染）

定 義

子宮内感染とは胎盤、卵膜、臍帯、羊水、胎児のいずれかの感染に起因する炎症がある場合を指す。一方、絨毛膜羊膜炎（chorioamnionitis；CAM）は狭義には文字通り絨毛膜、羊膜のいずれか、もしくは両方に炎症がある状態を指し、病理学的な診断名から広がった経緯がある。2015年に米国国立衛生研究所（NIH）から出されたエキスパートパネルでは、「臨床的絨毛膜羊膜炎」という言葉の代わりに「Triple I（intrauterine inflammation or infection or both）」を使用するよう提唱された[1]。ほかにも intra-amniotic infection（IAI）や microbial invasion of amniotic cavity（MIAC）など定義の異なる似た用語が数多く存在する。しかし現時点では世界的にも汎用されているのは「絨毛膜羊膜炎」という言葉であるため、本稿ではこれを使用する。

絨毛膜羊膜炎は臨床的もしくは組織学的に分類され、また微生物感染の有無によっても分けられる。微生物感染の経路としては腟内、頸管内からの上行性に子宮内に波及するもの、腹腔内から経卵管的に子宮に到達するもの、母体の血行性に子宮に到達するもの（歯周病による一時的な母体菌血症やその他の母体感染による）、羊水穿刺や絨毛検査などの医原性要因が挙げられる（図）。

原因微生物

原因微生物としては、*Mycoplasma hominis*、*Ureaplasma urealyticum*、B群溶血性連鎖球菌（GBS）、リステリア、腸内細菌（大腸菌など）、嫌気性菌（*Gardnerella vaginalis*、*Bacteroides* など）が代表的であるが、真菌（*Candida* 属など）、ウイルス（単純ヘルペスウイルス、サイトメガロウイルス、風疹、インフルエンザウイルス、SARS-CoV-2、ジカウイルスなど）、原虫（トキソプラズマなど）も原因となる。複数の病原体が同時に感染する混合感染の頻度も少なくない。

また、原因菌として多い *M. hominis* と *U. urealyticum* はいずれも通常の培養法では検出率が低く、特定の培地での培養や PCR での同定が必要である。一方、絨毛膜羊膜炎が疑われたものの原因菌が同定できない症例も多く、これらは無菌性絨毛膜羊膜炎と呼ばれる。未破水の絨毛膜羊膜炎では無菌性の症例が微生物感染による症例よりも多いとの報告もある[2]。血腫、胎便、胎児の消化酵素、羊水中の sludge などが要因となるといわれている。

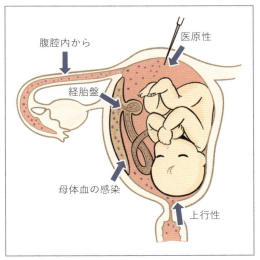

図　絨毛膜羊膜炎の感染源

合併症

　母体合併症として菌血症、血栓性合併症、骨盤内膿瘍などが挙げられ、敗血症や母体死亡の原因ともなる。産後異常出血（弛緩出血）や母体輸血のリスクにもなるため、注意が必要である。児の合併症としては fetal inflammatory response syndrome（FIRS）、早期新生児敗血症、気管支肺異形成症（BPD）、脳室内出血（IVH）、脳室周囲白質軟化症（PVL）、壊死性腸炎（NEC）、脳性麻痺、周産期死亡などが挙げられる。

診断

臨床的診断

　最終的な診断は胎盤病理による組織学的診断と照らし合わせる必要があるが、妊娠中の方針決定に胎盤病理を利用することはできない。そのため、臨床的所見から構成される診断基準が多数提唱されている。わが国でもよく使用されるのが母体発熱、母体白血球増加、母体頻脈、子宮圧痛、腟分泌物の異臭から構成される Lencki の診断基準（表）[3]である。前述した Triple I の確定診断には羊水検査が必要である。

　これらの診断基準も含め、現時点で存在する臨床的絨毛膜羊膜炎の診断基準のいずれも感度、特

表 Lencki の診断基準（臨床的絨毛膜羊膜炎）

①母体の発熱（38.0℃以上）がある場合、以下のうち1項目以上あること
- 母体の頻脈（100 bpm 以上）
- 子宮の圧痛
- 腟分泌物・羊水の悪臭
- 白血球増多（15,000/μL 以上）

②母体の発熱がない場合、上記の4項目すべてを満たすこと

（文献3を参考に作成）

異度は十分とはいえない。また、臨床的絨毛膜羊膜炎の診断基準は比較的病状が進行してから満たすことが多いため、妊娠週数や所属施設に応じた妊娠管理が望まれる。

組織学的診断

胎盤・臍帯病理の評価方法としては、胎盤における好中球浸潤の範囲によって分類される Blanc 分類、臍帯静脈とその周囲における好中球浸潤を評価する中山分類、母体と胎児反応別に評価する Redline 分類などがある。臨床的診断と組織学的診断が一致しているか、乖離しているならなぜかを検討することは自身の臨床能力、ひいては医学の進歩のためにも非常に重要である。

評 価

発熱を認めた場合、まずは原因の特定が重要である。発熱の原因は、感染症以外にも膠原病、代謝性疾患、腫瘍など多岐にわたるが、この鑑別は本稿では割愛する。

絨毛膜羊膜炎が疑われる場合、上記に挙げた臨床的診断を確認するために必要な診察、検査を行うことになる。その中でも母体の全身状態やバイタルサインは、病状の切迫度を判断するためにも非常に重要である。A群溶連菌による感染症は時として致死的になり、患者接触時の第一印象で重症感を感じ取れるかがその後の治療成績を大きく左右することもある。バイタルサインの中でないがしろになりやすい「呼吸数」は、重症度を察知するためには非常に重要である。敗血症の診断に用いられる qSOFA に用いられる3つの項目（血圧、意識状態、呼吸数）のうちの一つであり、確認を怠らないようにしたい。

羊水検査では羊水のグラム染色、培養による菌の検出、グルコース低下、羊水中の白血球上昇、白血球エラスターゼ上昇、IL-6 や IL-8 などの炎症性サイトカイン上昇などが補助的診断として使用される。しかし、ただでさえ脆弱化している（可能性がある）卵膜を穿刺する侵襲的な手技であ

り、穿刺による合併症のリスクが存在する。また、得られたデータの有用性も確立していないことから、必ずしもルーチンで行われるべき検査とまではいえない。

治療・処置

分娩管理

　感染症治療の基本は「感染源の除去」と「抗菌薬」である。絨毛膜羊膜炎において、「感染源の除去」は「妊娠終結」にあたる。原則として、臨床的に絨毛膜羊膜炎と診断された場合、妊娠週数にかかわらず、早期の妊娠終結が望ましい。だが実は、臨床的絨毛膜羊膜炎の診断から娩出までの時間によって母児の合併症リスクは変わらないとの報告が多い。そのため絨毛膜羊膜炎のみが帝王切開の適応となることは少ない。

　しかし、絨毛膜羊膜炎で異常分娩（微弱陣痛による分娩遷延、胎児機能不全など）の頻度は高いため、ほかの適応で結果的に帝王切開となる頻度は臨床的絨毛膜羊膜炎でない症例より高い。そのため、絨毛膜羊膜炎が疑われる場合、胎児心拍数陣痛図による連続モニタリングが推奨される。また、弛緩出血による産後異常出血のリスクも高く、輸血を必要とするリスクも高いため注意を要する。

抗菌薬

　絨毛膜羊膜炎と診断された場合、妊娠終結へと進みつつ、妊娠中からの抗菌薬投与が勧められる。投与レジメンは前述の原因菌をカバーできるスペクトラムのものが望ましい。羊水穿刺や腟培養の結果も参考にすべきであるが、培養困難な菌の混合感染の頻度も高いことに留意する必要がある。

ステロイド

　7日以内の分娩が見込まれる場合、妊娠24週0日〜33週6日におけるコルチコステロイド投与は児の合併症を減らす目的で広くコンセンサスが得られている。22週0日〜23週6日、34週0日〜36週6日でもコルチコステロイドの投与を推奨する意見もあるため、施設ごとの方針を決定する必要がある。ベタメタゾン12mg、24時間ごと、2日間の投与コースが一般的であるが、臨床的絨毛膜羊膜炎患者の9C%が12時間以内に分娩に至るといわれているため、完遂できない症例も多い。ステロイド投与が完遂できなかった症例でも、まったくの未投与症例と比較すると新生児合

併症が少なかったとの報告もあるため、分娩までの時間が確保できないことが投与を妨げる要因にはならない。ただし、ステロイドの投与を完遂するために分娩を遅らせるべきではない。

　絨毛膜羊膜炎でのステロイド投与によって免疫抑制が起こり、感染が増悪するという理論上の懸念はある。他国のガイドラインによっては絨毛膜羊膜炎においても積極的に使用を推奨しているものもあれば、逆に控えるよう記載されているものもあり、一定のコンセンサスが得られていない。わが国のガイドライン（『産婦人科診療ガイドライン　産科編2023』）では、特に控えるべきとの記載はない。

硫酸マグネシウム

　妊娠24週0日〜33週6日の早産児の神経保護目的に分娩前に母体に硫酸マグネシウムを投与することが推奨されている。これはいくつかのシステマティックレビューやメタアナリシスで示されており、絨毛膜羊膜炎においても効果が期待できる。①上記以前もしくは以降の妊娠週数での有用性については検証が必要であること、②投与開始から分娩までの時間が短くても効果が示されていること、③投与時間を延長するために妊娠終結を遅らせてはならないことはステロイドと同様である。

引用・参考文献

1) Higgins RD, et al. Evaluation and management of women and newborns with a maternal diagnosis of chorioamnionitis：summary of a workshop. Obstet Gynecol. 2016；127（3）：426-36.

2) Romero R, et al. Prevalence and clinical significance of sterile intra-amniotic inflammation in patients with preterm labor and intact membranes. Am J Reprod Immunol. 2014；72（5）：458-74.

3) Lencki SG, et al. Maternal and umbilical cord serum interleukin levels in preterm labor with clinical chorioamnionitis. Am J Obstet Gynecol. 1994；170（5 Pt 1）：1345-51.

（柱本　真）

CHAPTER 2

常位胎盤早期剝離

診 断

　常位胎盤早期剝離（早剝）は妊婦の1%に突然発症し、発症予知が困難である。早剝を発症すると、急速な消費性凝固障害から産科DICに至り子宮摘出を要し、母体死亡に至ることもある。また、早剝は分娩に関連して発症する児の脳性麻痺の最多の原因である。そのため、早剝の診断は遅れることなく迅速に行う必要がある。

　早剝の典型例では、突然の性器出血と腹痛を呈し、触診で子宮は過緊張の状態となり板状硬に触れる。しかし、典型的な初発症状を示さない症例も少なくなく、初発症状は剝離の程度や部位によりさまざまである。早剝の発症頻度は、妊娠28週までの妊娠中期で11.7%を占め、妊娠29週以降から増加傾向となり、半数以上は妊娠37週以降に発症する（図1）[1]。妊娠期に応じた早剝の発症頻度や類似症状を呈する疾患の理解は、早剝の診断を迅速に行う際に重要である。

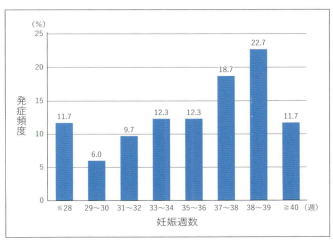

■ 図1　妊娠週数別の常位胎盤早期剝離の発症頻度
（文献1より作成）

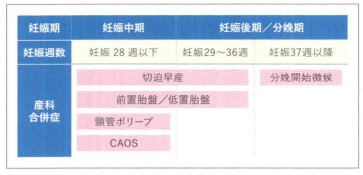

図2　常位胎盤早期剥離と鑑別を要する、出血を来す妊娠期別の産科合併症

鑑別

　早剥を発症し得る妊娠期における妊婦の出血では、頸管ポリープ、前置胎盤、切迫早産、分娩開始時や、いわゆる慢性早剥羊水過少症候群（chronic abruption-oligohydramnios sequence；CAOS）を鑑別する必要がある（図2）。これらのうち、切迫早産や分娩開始の徴候は、一部の早剥の初発症状と鑑別が非常に困難なことがある。早剥と診断された症例の20％は、初診時に切迫早産と診断され、胎児機能不全や胎児死亡に至るまで早剥の診断に至らない[1]。早剥と切迫早産の鑑別が困難な場合、出血の性状の評価が一助となる。切迫早産の出血は一般に粘稠であるが、早剥ではポートワイン色のサラッとした出血が認められる[2]。さらに、妊娠中期に出血を認める場合は、早剥とは病態が異なるCAOSとの鑑別が重要である。CAOSは、妊娠初期より出血を認めることが多く、分娩週数の中央値は妊娠25週との報告もあり、集中的管理にもかかわらず児の予後は不良である。性器出血、胎盤後血腫、羊水過少を呈し、その症状は早剥と類似することがある。早剥との鑑別が困難な場合は、後述するMRIが有用である。

　外出血を伴わない場合は、早剥であれば剥離面積が広くなる傾向があり、胎児死亡例が多く、子宮内に多量の出血を呈してショック状態となり得ることに注意する。また、鈍的腹部外傷（打撲）は妊娠期にかかわらず早剥の原因となり、軽い打撲でも早剥を生じることがある。そのため、症状の有無にかかわらず腹部打撲後の妊婦に対しては、後述する評価を行う。

第 2 部　疾患編

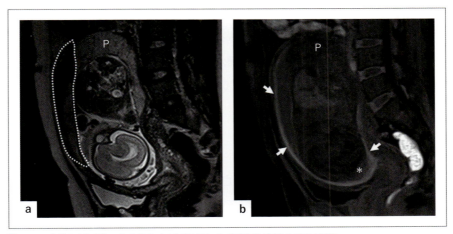

図3　妊娠23週にCAOSと診断された症例の骨盤MRI所見
　　a：T2強調画像。血腫は胎盤と子宮の間ではなく、胎盤と接して子宮前壁側の羊膜下に広く認められる（点線）。P：胎盤。
　　b：脂肪抑制T1強調画像。羊膜下のほぼ全周性に高信号領域（➡）が認められる。羊水は、膀胱よりも高い信号を呈し（＊）、血性羊水であることが示唆される。P：胎盤。

評価

　出血を伴う妊婦では、腟鏡診を行い頸管ポリープの有無や子宮口の開大を評価する。同時に経腟超音波断層法により、子宮頸管長や前置胎盤を含めた胎盤位置異常の評価を行う。早剝が疑われる場合は、経腹超音波断層法による評価を要する。早剝の典型例では、胎盤後血腫や胎盤の肥厚が認められるが、超音波断層法による早剝の診断の感度は24％と高くなく、早剝を疑う所見が乏しい症例も少なくない[3]。さらに、超音波断層法を用いた臍帯動脈波形は、早剝における胎児の転帰を予測できない[4]。

　胎児徐脈を認めない症例では、超音波断層法に多くの時間を費やすことなく、分娩監視装置により胎児の健常性を確認する必要がある。胎児心拍数モニタリングが異常パターンを示す場合には早剝を疑い、血液検査により貧血、血小板数に加えて、アンチトロンビン活性、フィブリノゲンなどの血液凝固能を計測し、産科DICの評価を行う。並行して、急速遂娩ならびに輸血の準備を開始する。近年、FibCareなどの血液凝固分析装置が普及し、より迅速なフィブリノゲン値の評価が可能である。

　妊娠中期における早剝とCAOSの鑑別にはMRIが有用である。CAOSにおける特徴的な血液像は、超音波断層法では描出困難であり、MRIのT1強調画像において子宮内腔に沿った高信号領域

を特徴とする[5]（**図3**）。

腹部打撲後の妊婦には、早剝の評価が必要である。腹部打撲後の最も重要な早剝の予測因子は、打撲後の子宮収縮の出現である。そのため、妊婦が腹部打撲した際は、胎児心拍数モニタリングを少なくとも2～4時間継続することが推奨されている[6]。

治療・処置

早剝の対応は、胎児が生存している場合と死亡している場合で異なる。胎児が生存している場合、胎児徐脈を伴う症例では、児を娩出するまでの時間は児の予後と関連する[7]。そのため、急速遂娩が原則である。一方、胎児が死亡している場合、産科DICの管理とともに、死産児の分娩様式（経腟分娩か帝王切開術）を決定する必要がある。帝王切開術による分娩が母体に有益であることを示す報告はない。

胎児が生存している場合

胎児の状態が良好であっても、早剝と診断した場合は一般に緊急帝王切開術が選択される。早剝が疑われる症例が搬送される際には、事前に関係部署に連絡し、帝王切開術や新生児受け入れの準備を整えておく必要がある。

胎児が死亡している場合

母体の消費性凝固障害が進行しやすく、3分の1の症例はフィブリノゲン値が150 mg/dL未満となる。外出血を認めない症例は、子宮内圧が上昇し消費性凝固障害が起こりやすく、子宮内に大量の出血を来していることが多い。胎児が死亡し産科DICが治療されないまま分娩となった早剝症例の解析では、分娩様式にかかわらず子宮摘出術を要し、帝王切開術が選択された2例は母体死亡に至った[8]。

そのため、分娩様式にかかわらず、まず凝固障害を改善し循環動態の安定を図る。血液検査の結果を待たずにただちに大量輸血を開始することが望ましい。分娩様式は、前述した対応が可能である医療機関では、帝王切開ではなく経腟分娩を選択する。しかし、医療資源が限られた施設で分娩管理を行う場合、帝王切開術も考慮される。

産科DICへの対応

早剝では凝固系と線溶系がともに亢進し、消費性凝固障害が進行し、産科DICを発症する。早剝

の診断後は、急速遂娩の準備とともに輸血をオーダーし投与を考慮する。消費性凝固障害が進行すると、特にフィブリノゲンが急速に著減することから、フィブリノゲン値を迅速に評価し、新鮮凍結血漿、クリオプレシピテートやフィブリノゲン製剤の投与を行う。フィブリノゲン値は、150～200 mg/dL 以上を目標とする。凝固系の活性を抑制するアンチトロンビン製剤は、アンチトロンビン活性が 70％以上を目標として投与する。

引用・参考文献

1) Cunningham FG, et al. "Placental abruption". Williams Obstetrics. 26th ed. New York, McGraw-Hill Education, 2022, 749-55.

2) 日本産科婦人科学会／日本産婦人科医会編・監修. "CQ308 常位胎盤早期剝離（早剝）の診断・管理は？". 産婦人科診療ガイドライン産科編 2023. 東京, 日本産科婦人科学会, 2023, 173-5.

3) Glantz C, et al. Clinical utility of sonography in the diagnosis and treatment of placental abruption. J Ultrasound Med. 2002；21（8）：837-40.

4) Rafla NM. The use of Doppler umbilical artery waveforms in placental abruption：a report of two cases. Eur J Obstet Gynecol Reprod Biol. 1991；38（2）：167-8.

5) Chigusa Y, et al. Chronic abruption-oligohydramnios sequence (CAOS) revisited：possible implication of premature rupture of membranes. J Matern Fetal Neonatal Med. 2022；35（25）：6894-900.

6) ACOG. "Medical and Obstetric Complications". Guideline for Perinatal Care. 8th Ed. 2017, 325-7. https://www.acog.org/clinical-information/physician-faqs/-/media/3a22e153b67446a6b31fb051e469187c.ashx［最終閲覧日 2024. 8. 23］

7) Kayani SI, et al. Pregnancy outcome in severe placental abruption. BJOG. 2003；110（7）：679-83.

8) 川名有紀子ほか. 子宮内胎児死亡を伴う常位胎盤早期剝離症例の分娩様式からみた予後の検討. 日本周産期・新生児医学会雑誌. 2012；48（1）：22-6.

（山口宗影）

CHAPTER
3
劇症型溶血性レンサ球菌感染症

はじめに

　レンサ球菌（*Streptococcus*）は、病原性がきわめて高い細菌であるにもかかわらず、感染せず定着※状態のこともある点で厄介な細菌である。血液寒天培地で増殖させたときの溶血パターンから、β（完全溶血：コロニー周囲に境界鮮明な溶血環）、α（不完全溶血：境界不鮮明な緑色溶血環）、γ（溶血しない）に分類され、溶血性が高いほど病原性が高い傾向が強い。β溶血性レンサ球菌の中から血清学的に細分類し、病原性の高いものからA群（C群、G群）、B群、D群とされる。

　溶血性レンサ球菌の感染巣は、咽頭炎、扁桃炎、丹毒、蜂窩織炎、子宮内膜炎、肺炎、壊死性筋膜炎、心内膜炎、菌血症などさまざまである。免疫学的機序により合併症としてリウマチ熱、糸球体腎炎を発生し得るので抗菌薬治療を完遂することが重要である。

　劇症型溶血性レンサ球菌感染症（streptococcal toxic shock syndrome；STSS）は、本来無菌の部位（血液、脳脊髄液、筋など）に毒素産生株の溶血性レンサ球菌（A群、G群、B群など）が感染することで発症する。急性腎障害、ショック、急性呼吸促迫症候群（ARDS）、播種性血管内凝固症候群（DIC）などの重篤な臓器障害を伴う、敗血症（臓器障害を伴う感染症）に相当する病態である。

　A群レンサ球菌（Group A *Streptococcus*；GAS）、特に *Streptococcus pyogenes*（化膿性レンサ球菌）によることが多く、時間単位で病態が悪化し、発症から24～48時間で死亡する例もあるため、早期診断と早期治療が重要である。

　新型コロナウイルス感染症の流行に伴い、マスク装着や手指消毒などの感染予防策が全国的に行われていた期間にGAS感染症（STSS）による妊産婦死亡はまったく発生しなくなっていたが、2023年5月に5類感染症となって以降、全国的にGAS感染症が流行し[1]、妊産婦死亡が複数報告され[2]、日本産婦人科医会・日本産科婦人科学会[3]、日本医師会[4]、厚生労働省[5]から相次いで注意喚起がなされた。

※定着（colonization）：保菌している状態をいう。検査により検出されるほどの細菌量が存在しているが、病原性を示さず定着している人に対して臨床的な問題を呈さない状態。

102　ペリネイタルケア 2025 新春増刊

診 断

病 歴

典型的には、高熱（38℃以上）、咽頭痛、嚥下時痛、倦怠感、悪寒・戦慄、筋痛で受診する。ウイルス感染ではないため、鼻汁や咳嗽、嗄声、喀痰は認めないのが一般的で、初期には咽頭痛が片側性のこともある。

発熱のほかに嘔気、嘔吐、下痢といった消化器症状を主訴に受診することもあり、胃腸炎などと誤認してはならない。腹痛、子宮収縮を伴う症例では、胎児機能不全（NRFS）や子宮内胎児死亡（IUFD）を伴うこともあり、胎盤早期剥離との鑑別が問題になることもある。

子どもと同居している経産婦は、GAS 感染症の発症頻度あるいは GAS の保菌・定着率が高い子ども（5〜15 歳）との接触により飛沫感染（唾液、鼻汁）しやすい。必ず家族歴を確認し、子どもとの同居や、成人を含む同居した家族に溶血性レンサ球菌による咽頭炎などを認めていた場合には 2〜5 日の潜伏期があることを参考に、関連性を念頭に置くべきである。

通年で発生するが、春〜初夏と秋〜冬季に 2 峰性の発生ピークがあるとされる。

所 見

滲出性扁桃炎を伴うことが多く、口腔内の視診により扁桃腺の発赤・腫脹と、白苔の付着を確認する。前頸部リンパ節に炎症が波及するため、触診では前頸部のリンパ節腫脹や圧痛を伴う。

妊産婦では、修正版 Centor criteria が本疾患の診断に有用である[6, 7]（**表1**）。判断に迷う場合、GAS 迅速抗原検査を参考にする（感度は 70〜90％程度であるが、陰性となった死亡例も報告されており[8]、臨床診断を優先する）。

咽頭拭い液の顕微鏡検査ではグラム陽性（Gram positive）の連鎖状（chain）球菌（coccus）を認め、診断の一助になる。培養検査の感度は 90％以上である。

腹痛や子宮収縮、胎児機能不全などを認める場合には、腟拭い液の GAS 迅速抗原検査を実施する。上気道感染が先行し、血行性に子宮感染する可能性が考えられている。

抗ストレプトリジン O（anti-streptolysin O；ASO）抗体は回復期に認めるため、急性期診断には使用できないが感染の証明に用いることができる。

表1 修正版 Centor criteria

Cough absent	咳嗽がない
Exudate	滲出性扁桃炎（白苔）
Nodes	前頸部リンパ節腫脹・圧痛
Temperature	38℃以上
OR	妊婦中 or 同居の子どもが咽頭炎または有症状

各項目を1点としてカウント
0〜1点：溶血性レンサ球菌感染症の可能性は低い（10％未満）
　　　　→抗菌薬処方なし
2〜3点：溶血性レンサ球菌迅速抗原検査により判断（2点15％、
　　　　3点32％）
4点以上：速やかに抗菌薬投与（40％以上の可能性）

評価

　発熱や咽頭痛など軽微な主訴で来院しても、バイタルサインの評価を丁寧に行う。特に呼吸数の増加（22/分以上）や意識変容（不穏状態や言い間違い、会話のまとまりがないなどを含む）、低血圧（収縮期血圧90 mmHg以下）は敗血症の可能性が高いため、血液検査により臓器障害を評価する。

　感染症に対する生体反応が制御不能な状態となり、重篤な臓器障害が引き起こされる状態を敗血症と呼ぶが[9]、臓器障害はSOFAスコア（**表2**）により評価し、2点以上上昇していれば敗血症と診断する。STSSも敗血症に含まれる（**表3**）。妊産婦はクレアチニン値が低下している状態が正常であるため解釈に注意する[7]。妊婦では、胎児機能不全を1点、子宮内胎児死亡を2点として加算し、胎児を育てる重要臓器である子宮機能障害として認識することも一案である[7]。

　血液ガス検査により、乳酸値の上昇（2 mmol/L以上）やアシドーシスの有無を確認し、循環障害を見逃さないように注意する。後述する抗菌薬投与前に血液培養2セットを採取する。局所感染が疑われれば、尿培養、咽頭培養、腟培養、痰培養、創部培養などの追加を考慮する。意識障害を伴う場合は必要に応じて髄液検査・培養を実施する。

治療・処置

　敗血症に対しては、可及的速やかに経験的治療として広域抗菌薬（ピペラシリン水和物・タゾバ

第2部　疾患編

■表2　SOFAスコア（妊産婦の修正を含む）

		1	2	3	4
意識	GCS	13〜14	10〜12	6〜9	<6
呼吸	PaO₂/FᵢO₂	<400	<300	<200	<100
循環	MAP （mmHg）	<70	DOA<5γ または DOB併用	DOA5〜15γ または NA≤0.1γ または Ad≤0.1γ	DOA>15γ または NA>0.1γ または Ad>0.1γ
肝	Bil（mg/dL）	1.2〜1.9	2.0〜5.9	6.0〜11.9	>12.0
腎	Cre（mg/dL）	1.2〜1.9	2.0〜3.4	3.5〜4.9	>5.0
	妊産婦の場合	1.0〜1.3	1.4〜3.4		
	尿量（mL/日）			<500	<200
凝固	PLT（/μL）	<15万	<10万	<5万	<2万
子宮	妊婦の場合	NRFS	IUFD		

GCS：Glasgow Coma Scale、MAP：平均血圧、γ：μg/kg/分、DOA：ドパミン塩酸塩、DOB：ドブタミン塩酸塩、NA：ノルアドレナリン、Ad：アドレナリン

■表3　STSS診断基準

[A]および[B]を満たすときに診断される。

[A] 臨床症状	[1] および [2] を満たす [1] ショック [2] 次のうち2つ以上を満たす 　肝不全、腎不全、ARDS、DIC、軟部組織炎（壊死性筋膜炎を含む）、全身性紅斑性発疹、けいれん・意識消失などの中枢神経症状
[B] 病原体診断	以下の検体のいずれかから、β溶血性レンサ球菌が検出される。 　通常無菌的な部位（血液、髄液、胸水、腹水）、生検組織、手術創、壊死軟部組織

クタム、メロペネム水和物、バンコマイシン塩酸塩、アジスロマイシン水和物など）を投与する。溶血性レンサ球菌感染症が明らかであれば、ペニシリンG（PCG）400万単位4時間ごと（腎機能により減量）またはアンピシリン（ABPC）2g4時間ごと（腎機能により減量）の投与に加えて、クリンダマイシン（CLDM）600〜900mg8時間ごと投与を追加する。CLDMは、GASの外毒素や

Mタンパク質の産生を抑制し、eagle効果（最小殺菌濃度を超える β-ラクタム系抗菌薬を使用しているにもかかわらず、抗菌薬の効果が低下し細菌が生存しやすくなる現象）を抑制するなどの効果が期待される。

母体の集中治療を要するため、集中治療室に入院させるか、成人の集中治療が可能な救命救急センターなどへの搬送が望ましい。

劇症型溶血性レンサ球菌感染症は、感染症法の5類感染症であるため、診断した場合は7日以内に保健所に届け出なければならない。

引用・参考文献

1) 国立感染症研究所. A群溶血性レンサ球菌による劇症型溶血性レンサ球菌感染症の50歳未満を中心とした報告数の増加について（2023年12月17日現在）. IASR. 2024；45（2）：29-31.

2) 日本産婦人科医会医療安全部会. 劇症型A群溶連菌感染症による妊産婦死亡報告の増加傾向に対する注意喚起（2024年4月）. https://www.jaog.or.jp/about/project/document/topics202404/［最終閲覧日2024. 9. 24］

3) 日本産婦人科医会, 日本産科婦人科学会. 妊産婦の劇症型A群溶連菌（GAS）感染症罹患について貴会会員への注意喚起のお願い. 2024年7月17日.

4) 日本医師会. 妊産婦の劇症型A群溶連菌（GAS）感染症罹患の注意喚起について. 日医発第727号（健Ⅱ）. 令和6年7月18日.

5) 厚生労働省健康・生活衛生局感染症対策部感染症対策課. 妊産婦における劇症型溶血性レンサ球菌感染症（STSS）について（周知）. 事務連絡. 令和6年7月22日.

6) Takeda J, et al. Adding "pregnancy" to the Centor score, aim to reduce maternal death. J Infect Chemother. 2019；25（10）：835.

7) J-MELSアドバンス編集委員会編. 日本母体救命システム普及協議会監修. "敗血症". J-MELS母体救命 Advanced Course Text 改訂第2版. 東京, へるす出版, 2024, 340-54.

8) 妊産婦死亡症例検討評価委員会 日本産婦人科医会. 母体安全への提言 2019 Vol 10. 令和2年9月. https://www.jaog.or.jp/wp/wp-content/uploads/2020/11/botai_2019.pdf［最終閲覧日2024. 9. 24］

9) 日本版敗血症診療ガイドライン2024特別委員会. 日本版敗血症診療ガイドライン2024. in press.

（山下智幸）

CHAPTER 4

脳卒中（脳出血・脳梗塞）

妊産婦脳卒中の疫学

WHO の系統的解析（n＝2,231,500）では脳卒中を含む高血圧合併症が全世界の妊産婦死亡原因の第2位（14%）[1]、わが国の全国調査（n＝213）でも脳卒中が妊産婦死亡原因の第2位（16%）[2]と報告されており、脳卒中は妊産婦死亡の重要な原因疾患である。脳卒中には出血性脳卒中（脳出血、くも膜下出血、脳動静脈奇形［AVM］、もやもや病）と虚血性脳卒中（脳梗塞、脳静脈洞血栓症）があり、妊娠中、分娩時、産褥期いずれの時期にも発症し、特に予後の悪い出血性脳卒中では妊産婦の生命を脅かす。欧米諸国では出血性脳卒中に比べて虚血性脳卒中が多くみられるが、日本、台湾を含む東アジアでは出血性脳卒中が多い[3]。本稿では、妊産褥婦の脳卒中を妊産婦脳卒中と呼称する。

日本脳神経外科学会の全国悉皆調査（2010〜2011年）では134例の妊産婦脳卒中（出血性脳卒中97例、虚血性脳卒中37例）が報告された[4]。発症時期は妊娠中62%、分娩時13%、産褥期25%で、母体死亡10例はすべて出血性脳卒中であった。

日本脳卒中学会の全国悉皆調査（2012〜2013年）では151例の妊産婦脳卒中（出血性脳卒中75%、虚血性脳卒中25%）（総分娩の0.001%）が報告された[3]。発症時期は妊娠中51%、分娩時14%、産褥期35%で、死亡率は9%であった。

愛知県全域の悉皆調査（2005〜2015年）（AICHI DATA）では63件の妊産婦脳卒中（出血性脳卒中68%、虚血性脳卒中32%）（総分娩の0.009%）が報告された[5]。脳卒中の発症場所は、高次医療施設30%、一次医療施設41%、医療施設外29%、発症時期は、妊娠中43%、分娩時19%、産褥期38%で、死亡率16%であった。

妊産婦脳卒中の診断管理概論

日本の『脳卒中データバンク2015』によると、出血性脳卒中の初発神経症状は意識障害（約40%）が最多で、けいれんは1〜2%、虚血性脳卒中の初発神経症状は片麻痺（50〜60%）が最多で、けいれんは1%以下であった[6]。米国脳卒中協会は顔面非対称、上下肢麻痺、言語障害を認め

ペリネイタルケア 2025 新春増刊　107

たら脳卒中を疑うよう啓発しており、妊産褥婦に同症状を認めた場合は必ず脳卒中を疑わなければならない。けいれん発作を初発神経症状とする脳卒中は決して多くないが、妊産褥婦においてけいれん発作消失後も上記症状が持続した場合は子癇のみならず脳卒中も疑う。脳卒中を子癇と誤判断して妊産婦死亡となった事例が少なくないので要注意である。

脳卒中の正確な鑑別診断は頭部画像検査で行う。まず頭部 CT により脳卒中（特に出血性脳卒中）の有無を確認し、必要で実施可能であれば頭部 MRI により脳卒中の脳内病変を評価する。頭部画像検査が実施できない場合は、実施可能な施設と連携して適切な時期に搬送する。

脳卒中を認めた場合、脳神経外科や関連診療科との共同管理を開始する。帝王切開後あるいは帝王切開と同時に脳神経外科医による開頭血腫除去術などが行われる可能性があるが、HELLP 症候群を合併した場合は脳神経外科手術の難易度が格段に上昇して止血に難渋する可能性が高い。HELLP 症候群の病態を脳神経外科医などと共有することが重要である。脳神経外科や関連診療科との共同管理ができない場合は、それが可能な高次医療施設での管理に移行する。

日本赤十字社愛知医療センター名古屋第二病院（総合周産期母子医療センター、包括的脳卒中センター）において周産期脳卒中センターが 2017 年から稼働している（筆者もアドバイザーとして開設時から参画している）。脳卒中疑い症例は原則的に絶対応需とし、母体救命の観点からオーバートリアージを許容するのが本センターの特徴である。患者の ER 到着時点から産科医、脳神経外科医、救急医、脳神経内科医、放射線科医などが共同プロトコールに沿った管理を開始する。脳卒中発症時の神経症状を参考にアプローチし、頭部 CT にて出血性脳卒中の有無を確認する。出血性脳卒中が認められた時点で脳神経外科との共同管理が開始される。重要なことは、脳卒中を少しでも疑った場合に産婦人科医のみで判断せず、速やかに関連専門科医との連携を図ることに尽きる。そのためには、日頃から関連科との円滑な連携の構築に対する努力が必要となる。**図1** に周産期脳卒中センター共同管理プロトコールを示す。高次医療施設での管理方法の参考にしていただきたい。

妊産婦脳卒中の診断管理各論（図2）

脳出血

高血圧性脳出血はほとんどが片側性に発症し、好発部位は皮質下に比較して被殻、視床、小脳、橋が多く、中でも被殻、視床が 70〜80% を占める[7]。脳実質内の出血による一次的脳障害や脳浮腫、さらに脳圧亢進と脳ヘルニアが母体予後を悪化させる。脳出血発症時における重要な臨床症候

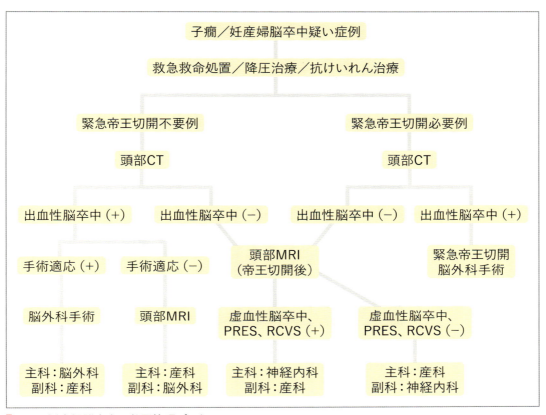

■ 図1　妊産婦脳卒中の共同管理プロトコール
（日本赤十字社愛知医療センター名古屋第二病院周産期脳卒中センター）
PRES：可逆性後頭葉白質脳症、RCVS：可逆性脳血管攣縮症候群

として、意識障害、運動麻痺、失語、けいれん、眼球位置異常、視野障害などが挙げられる。急性期脳出血の診断にはCTが優れており、高吸収域像が得られる。

　外科的治療法として、開頭血腫除去術、CT定位的血腫吸引除去術、内視鏡下血腫除去術がある。分娩前症例では脳出血に対する外科的治療法／保存的治療法と妊娠終了のいずれを優先するかなど、脳神経外科医などと連携して慎重な対応を行う。HELLP症候群を合併した場合は、凝固機能障害により脳神経外科手術の難易度が格段に上昇する。

くも膜下出血

　妊産褥期におけるくも膜下出血の発症頻度は5.8～17.1件/10万分娩と報告されている[8]。くも膜下出血の主原因は脳動脈瘤破裂である。妊娠中の脳動脈瘤破裂の頻度は3～10回/出産10万

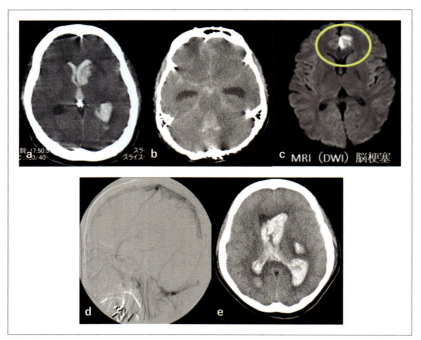

■ 図2　妊産婦脳卒中の画像所見

a：40週0日、分娩時に意識障害と右上下肢麻痺を認め、画像検査にて脳出血（左尾状核出血、脳室内穿破）と診断。内視鏡下血腫除去術、両側脳室ドレナージ術にて救命した症例。

b：くも膜下出血クリッピング術後、38週4日、分娩時に意識障害とけいれんを認め、画像検査にてくも膜下出血再発と診断。内視鏡下血腫除去術と後下小脳動脈分岐部解離性動脈瘤破裂に対する脳動脈瘤塞栓術にて救命した症例。

c：30週5日、尿失禁、失語、挙動不審を認め、画像検査にて左前頭葉脳梗塞（プロテインC欠乏症）と診断。ヘパリン治療を行い37週6日に経腟分娩した症例。

d：28週1日、妊娠高血圧腎症とSGAのため帝王切開施行。術後2日目、意識障害と強度頭痛を認め、画像検査にて上矢状、直、横静脈洞が描出されず脳静脈洞血栓症（プロテインC欠乏症）と診断。ウロキナーゼ、ヘパリン、ワルファリンカリウム、濃グリセリン、エダラボンなどによる治療で救命した症例。

e：19週6日、意識障害と全身硬直を認め、画像検査にて左被殻出血と脳室内穿破と診断。血腫除去術と脳室内ドレナージを行い、20週6日に帝王切開による中期中絶を施行して救命した症例。術後、頭部画像検査にて左もやもや病のもやもや血管破綻による脳出血と診断された。

回程度と考えられる。脳動脈瘤の部位としては内頸動脈に多い傾向にあり、発症時期は妊娠後半に多い。

症状としては、突発する頭痛でしばしば嘔吐を伴うが、より重症例では意識障害を来す。妊娠中の破裂動脈瘤に対する治療原則は「非妊時と同様に検査・治療を行う」ことである。胎児娩出可能な状況であれば、緊急帝王切開を行った後、ただちに脳動脈瘤の治療を行うのがよいが、妊娠初期から中期に発症した場合は妊娠を継続したまま脳動脈瘤治療を行う場合もある。

破裂脳動脈瘤に対する外科治療は、主に開頭手術による脳動脈瘤クリッピング術と脳血管カテーテルインターベンションによる脳動脈瘤コイル塞栓術である。後者においては胎児への放射線による合併症を低減させる配慮が必要である。急性水頭症や大きな脳内血腫を伴う場合は脳外科手術を優先させる場合もある[9]。

脳梗塞

発症頻度は4～11件/10万分娩と推定され、妊娠中の脳梗塞発症リスクは低下するが産褥期には発症リスクが上昇するとの報告がある[10]。脳梗塞による母体死亡は脳出血に比較して少なく、発症時期も産褥期に多い。

症状としては運動障害や言語障害などがみられやすく、意識障害を伴うこともある。血圧は必ずしも高血圧を示すとは限らない。発症4.5時間以内の超急性期には、遺伝子組み換え型組織プラスミノゲンアクチベータ（rt-PA）による血栓溶解療法が選択肢になる。

脳静脈洞血栓症

硬膜静脈洞などの脳静脈洞血栓症は脳浮腫、静脈性脳梗塞、脳出血を来し、頭痛やけいれん発作、意識障害、片麻痺など種々の症状を呈する[11]。危険因子として、妊娠（産褥）、感染、外傷、悪性腫瘍などがある。脳静脈洞血栓症は妊産婦脳卒中の約2%を占め、その88%が産褥期に発症し、感染、急速遂娩、帝王切開が発症リスク因子とされる。

発病初期には単純CTでは診断に至らないことも多いため、確定診断まで時間を要することがある。診断にはCT-venography、MR-venographyが有用である。また、脳静脈洞血栓症の既往は以後の妊娠の禁忌とはならず、既往者においては低分子ヘパリンによる予防が有益と考えられる。

もやもや病

もやもや病は両側内頸動脈終末部が進行性に狭窄・閉塞し、代償的に穿通動脈（もやもや血管）の発達を認める原因不明の疾患である。女性や若年成人に多いため、本疾患患者が妊娠・出産を経

験する可能性は少なくない。過換気により脳虚血発作が誘発される一方で、もやもや血管の破綻による脳出血を発症することもある。妊娠前にもやもや病の診断がなされた例では血圧管理により周産期脳血管イベントリスクは概して低いが、妊娠後期に初発し、初めて診断がなされた出血発症例は予後不良である[12]。

分娩方法については、分娩時の血圧上昇や過換気による脳虚血のリスクを避けるため帝王切開が選択されることが多いが、厳重な血圧管理のもとでの硬膜外無痛経腟分娩の選択の可能性も報告されている[12]。

脳動静脈奇形（AVM）

脳動静脈奇形（arteriovenous malformation；AVM）は動静脈間短絡がみられる先天性異常で、流入動脈、異常血管塊（ナイダス）、流出静脈により形成される。一般人における発症頻度は1.1〜1.2/10万人とされ、妊娠によりAVMの出血率は上昇する[13]。症状としてけいれんや頭痛がみられる。日本脳神経外科学会の全国調査では、AVMは妊娠関連頭蓋内出血を起こす既存の脳血管疾患として、脳動脈瘤を抑えて最も頻度が高かった[4]。

妊娠前期〜中期のAVM破裂の場合は母体救命が優先されるため、非妊時と同様のAVM治療（摘出術など）がなされる傾向が強く、妊娠後期の破裂の場合は緊急帝王切開で胎児を娩出し、出血に対する急性期治療を行う傾向にある。AVMの急性期外科治療はナイダスの根治的摘出、血腫のみの除去、脳室ドレナージなど、病変に応じて適切な方法を選択する。

引用・参考文献

1) Say L, et al. Global causes of maternal death : a WHO systematic analysis. Lancet Blob Health. 2014 ; 2 (6) : e323-33.

2) Hasegawa J, et al. Current status of pregnancy-related maternal mortality in Japan : a report from the Maternal Death Exploratory Committee in Japan. BMJ Open. 2016 ; 6 (3) : e010304.

3) Yoshida K, et al. Strokes associated with pregnancy and puerperium : a nationwide study by the Japan Stroke Society. Stroke. 2017 ; 48 (2) : 276-82.

4) Takahashi JC, et al. Pregnancy-associated intracranial hemorrhage : results of a survey of neurosurgical institutes across Japan. J Stroke Cerebrovasc Dis. 2014 ; 23 (2) : e65-71.

5) 大野泰正. 妊産婦の脳出血への対応を脳神経外科と協働する. 日本産科婦人科学会雑誌. 2018 ; 70 (3) : 1165-9.

6) 高松和弘ほか. "脳卒中の病型別にみた初発神経症状の頻度". 脳卒中データバンク 2015. 小林祥泰編. 東京, 中山書店, 2015, 26-7.

7) Broderick J, et al. Lobar hemorrhage in the elderly. The undiminishing importance of hypertension. Stroke. 1993 ; 24 (1) : 49-51.

8) Bateman BT, et al. Peripartum subarachnoid hemorrhage : nationwide data and institutional experience. Anesthesiology. 2012 ; 116 (2) : 324-33.

9) Kataoka H, et al. Subarachinoid hemorrhage from intracranial aneurysms during pregnancy and the puerperium. Neurol Med Chir

(Tokyo). 2013 ; 53 (8) : 549-54.

10) Kittner SJ, et al. Pregnancy and the risk of stroke. N Engl J Med. 1996 ; 335 (11) : 768-74.

11) Stam J. Thrombosis of cerebral veins and sinuses. N Engl J Med. 2005 ; 352 (17) : 1791-8.

12) Takahashi JC, et al. Pregnancy and delivery in moyamoya disease : results of a nationwide survey in Japan. Neurol Med Chir (Tokyo). 2012 ; 52 (5) : 304-10.

13) Ogilvy CS, et al. Recommendation for the management of intracranial arteriovenous malformations : Recommendations for the management of intracranial arteriovenous malformations : a statement for healthcare professionals from a special writing group of the Stroke Council, American Stroke Association. Circulation. 2001 ; 103 (21) : 2644-57.

（大野泰正）

memo

CHAPTER 5

RCVS／PRES

RCVS

診断

　可逆性脳血管攣縮症候群（reversible cerebral vasoconstriction syndrome；RCVS）は雷鳴頭痛と可逆性の脳血管攣縮を特徴とし、2007年にCalabreseらによって提唱された疾患概念である[1]。RCVSの診断は臨床症状、画像検査などで総合的に行われる。診断基準として、①脳動脈に分節状狭窄の多発が確認できる、②脳動脈瘤の破裂が否定される、③髄液所見がおおむね正常である、④急性の頭痛がある、⑤発症から12週以内に可逆性に狭窄所見が改善する、の5項目が提唱されている。

　RCVSでは、血管攣縮・弛緩に関連する内因性物質の量的な変化や反応性の変化、あるいは収縮・弛緩作用を有する薬剤や外的刺激により、収縮・弛緩の調節機構が破綻し、異常な脳血管攣縮と頭痛が引き起こされると推定されている。典型例では雷鳴頭痛で発症する。

雷鳴頭痛とは

　雷鳴頭痛とは、突発的に発生し1分未満で痛みの強さが最大に達する頭痛の総称であり、片頭痛のような一次性頭痛と異なり、原疾患が存在する二次性頭痛であるため、徹底した精査が必要である。雷鳴頭痛はRCVSの約85～90％で再発し、1～4週間で平均4回繰り返されるが、その強度と頻度は時間経過とともに減少する。

　RCVSでは脳表に近い細動脈が一部で攣縮し、一部で拡張した状態になる。この細動脈の部分的な拡張が三叉神経求心線維を介した痛覚刺激となり、強い頭痛が引き起こされると考えられている。一部の患者は雷鳴頭痛ではなく、軽度で徐々に悪化する性状の頭痛を自覚することもあり、また頭痛を伴わないRCVSの症例も報告されている[2]。

RCVSの誘発因子

RCVSの誘発因子として性行為や労作、Valsalva手技、感情、入浴やシャワーなどがあるため、頭痛が誘発される状況などの問診は診断の参考となる。女性では特に妊娠、分娩、産褥期、貧血治療時にRCVSが発症することがあり、妊娠高血圧症候群や子癇などを合併する場合はもとより、正常妊娠、分娩後でも数日から1カ月以内に突然発症する場合があることに留意が必要である[3]。

画像診断

頭部CTやMRIはRCVSの7〜9割の症例で正常であり、画像診断には脳血管造影やMRA（magnetic resonance angiography）、頭部3D CT angiographyなどで脳血管を評価することが必要である。しかし、RCVSでは脳表に近い細動脈の攣縮から始まり、中枢血管へ広がること、また、前方循環系（前大脳動脈、中大脳動脈）から始まり、後方循環系（椎骨－脳底動脈系）へ広がっていくことが報告されている。そのため、画像所見は初期には正常で頭痛が軽減した約2週間後に脳動脈の分節性狭窄や拡張が末梢から中枢に移動することで初めて認識されることも多く、頭痛と脳血管攣縮の時期や程度は必ずしも同期しない。

脳血管造影は脳主幹動脈の評価に加え、末梢動脈や動脈瘤、側副血行路も評価できる信頼性の高い検査法である。しかし侵襲性が高いため、低侵襲で経時的な再検が容易なMRAや頭部3D CT angiographyが勧められる。特に妊娠中では被曝や造影剤などの懸念のないMRAが推奨され、感度も88％と高い。RCVSの脳血管病変として分節状の血管狭窄（segmental narrowing）と拡張（strings of beads）を連続性に認め、多くは両側性でびまん性である（図1）。

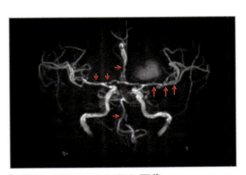

図1　RCVSのMRA画像

評価

　雷鳴頭痛を呈する疾患は、RCVS以外にも代表的なものとして、脳動脈瘤破裂によるくも膜下出血や下垂体卒中、頭蓋内動脈解離、髄膜炎、脳静脈血栓症などがあり、脳血管を含めた画像評価を緊急で行う必要がある。初期にはけいれんを生じることもあり、頭痛と同時あるいは数日後に片麻痺、失語、構語障害、感覚障害、失調、視覚障害などを呈する場合がある。この際は、脳出血や脳梗塞などの脳血管障害を合併している可能性が高いため、画像評価が必要である。

　RCVSでは頭部CTやMRIは正常であることが多いが、脳溝に沿って頭部CTでは高吸収域、頭部MRI FLAIR画像では高信号域の病変を認めることがあり、脳表小血管の破綻もしくは微小漏出に起因する皮質性／円蓋部くも膜下出血と考えられている。RCVSの8〜38％に可逆性後頭葉白質脳症（posterior reversible encephalopathy syndrome；PRES）がみられ、PRES症例でも脳血管攣縮がみられるなど、両者の臨床像には類似点があり、RCVSとPRESの間には重複した機序が存在する可能性がある。

　また、当初の画像所見は正常であっても経時的に虚血性脳卒中、脳出血、くも膜下出血もみられることがある。これらのことから、RCVS症例であっても脳実質内外病変の経時的な評価が必要である。脳血管攣縮は大部分で3カ月以内に消失する（図2）。

子癇との関連性

　子癇の病態生理は、脳血管周囲の交感神経による脳血流自動調節能が破綻した結果、可逆性の血管原性脳浮腫が生じることにより発症するとされている。子癇の前駆症状として頭痛が訴えられることもあり、周産期RCVSは子癇および妊娠高血圧症候群と共通の病態が存在する可能性が考えられ、33％に妊娠高血圧腎症を認めたとする報告もある[4]。

　分娩前発症RCVS6例の報告[5]では、平均発症年齢は32.1±3.3歳、平均妊娠週数35.3±3.02

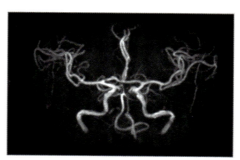

図2　脳血管攣縮消失後

週であり、高血圧合併妊娠1例、妊娠高血圧腎症2例であったが、妊娠中およびRCVS発症時に高血圧を呈さない症例もみられた。そのため、妊娠高血圧腎症はもとより、正常妊娠であっても雷鳴頭痛を訴えた場合には画像評価や慎重な経過観察が重要である。

治療・処置

誘発因子を避ける

RCVSにおける脳血管攣縮に対する特異的な治療、および脳梗塞や脳出血あるいは血管収縮増悪などの合併を予防するためのエビデンスのある治療法は確立されておらず、脳梗塞や脳出血を続発しない限り、自然寛解することが多い。基本的には対症療法を行うが、労作またはValsalva手技、入浴やシャワーにより雷鳴頭痛が反復するため、誘発因子を避けるような指導が必要である。Valsalva手技が誘発因子になる可能性があり、経腟分娩はRCVS増悪のリスクになると考えられるが、分娩前にRCVSが診断されている多数例の報告はなく、分娩様式についての定説はない。

薬剤による対症療法

頭痛に対しては、アセトアミノフェン、NSAIDsなどで対症療法を行うが、高度の頭痛に対して、少量のプロポフォールが有効であった報告もある[6]。一方、片頭痛で使用される血管収縮作用のあるトリプタンは禁忌である。メチルエルゴメトリンマレイン酸塩も血管収縮作用があり、RCVSの関連を示唆する報告もあり、投与については慎重に検討すべきである。Ca拮抗薬のロメリジン塩酸塩やベラパミル塩酸塩の有効性を示す報告もあるが、鎮痛と血管攣縮に対する効果は証明されていない。

降圧作用もあるCa拮抗薬は血圧管理のためにも有用であるが、過度の降圧は虚血性疾患を来す可能性があり、十分な注意が必要である。ロメリジン塩酸塩は脳血管への選択性が高いため、降圧薬として使用されるCa拮抗薬に比べて降圧作用は弱い。妊娠高血圧腎症を合併したRCVSに対して硫酸マグネシウム水和物が有効であった報告があり[7]、硫酸マグネシウム水和物の投与は子癇予防、管理を含め投与が考慮される。それ以外では、脳浮腫を合併している症例には濃グリセリン液や虚血性疾患に対する血液希釈療法として、低分子デキストランなども使用される。

PRES

診　断

　可逆性後頭葉白質脳症（posterior reversible encephalopathy syndrome；PRES）は、臨床的にはけいれん、意識障害、視覚異常などを主症候とする。画像上は、脳浮腫と考えられる変化が主に後部白質を中心に出現し、さらに臨床症候や画像所見が可逆性で、治療により消退する特徴をもった臨床的・神経放射線学的症候群である[8]。高血圧性脳症、子癇では血圧が脳血流の自動調節能の閾値を超えて上昇し、血液脳関門が破綻して血管原性浮腫を生じるとする説と、脳血管攣縮に伴う脳虚血によって神経症候が発現するという説が提唱されている。

　PRES は高血圧性脳症、子癇と類似の病態が生じると考えられており、MRI 画像診断の進歩により、血管原性浮腫が PRES の主な病態と考えられるようになっている[9~11]。PRES の診断は原因、臨床症状、画像診断により総合的に行う。

原　因

　PRES の原因は、基礎疾患、薬剤関連性、その他に大別される[9]。PRES の半数以上に高血圧を認め、妊婦では子癇との関連が示唆されているため、高血圧や尿蛋白の確認が重要である。PRES は高血圧性脳症の高血圧と比較すると比較的低い場合が多く、約 16% は相対的「高血圧」（130～140/80～90 mmHg）で、むしろ普段の血圧に比して急速な血圧上昇が観察された場合、警戒を要する[12]。

症　状

　PRES の主な症状は、けいれん、頭痛、視覚異常、意識障害である。しかし、発症部位によっては失語、運動麻痺などの神経症候のみを呈することもある。

● けいれん・頭痛

　けいれんは全身強直性間代性発作が多いが、部分発作から全般化、重積化する。けいれんの目撃情報がない場合に、けいれんによる外傷などを主症状と捉えられてしまう可能性がある。けいれんに伴う舌咬症による出血を吐血と誤認されたという報告もある[13]。頭痛は、鈍痛のことが多く、

徐々に悪化し、悪心、嘔吐を伴うこともある。

● 視覚異常・意識障害

　視覚異常は、霧視、皮質盲など多彩な症状がみられる。視覚異常の機序として、椎骨脳動脈系と後頭葉脳動脈血管系には内頸動脈系と比較して交感神経分布が乏しく、後頭葉に自動調節能の破綻が生じ、後頭葉の機能障害が起こりやすいためとされている[14]。意識障害は傾眠から昏睡まで程度はさまざまであり、片麻痺や失語、失調なども起こり得る。

画像診断

● 頭部 CT

　画像検査として妊婦のけいれん、意識障害では出血性病変の検索のために頭部 CT が第一選択である。PRES では後頭葉を中心に脳浮腫が出現するとされているが、頭部 CT でわずかな低吸収域を認めることがあるものの（図 3）、所見がないことも多いため、禁忌がなければ MRI が推奨される。ただし、MRI は検査時間が長時間に及ぶため、患者の全身状態の安定化を図った後に施行する。

● MRI

　MRI では典型的には頭頂葉・後頭葉の皮質下白質や、皮質に T2 強調像／FLAIR 像で高信号を認める（図 4）。これらの病変は細胞間質の浮腫（血管原性浮腫）を反映しているとされ、拡散強調画像（diffusion weighted image；DWI）では低～等信号を（図 5）、見かけの拡散係数（apparent diffusion coefficient maps；ADC）では高信号を示す（図 6）。

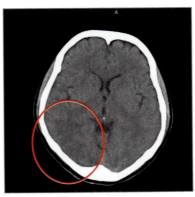

▍図 3　頭部 CT

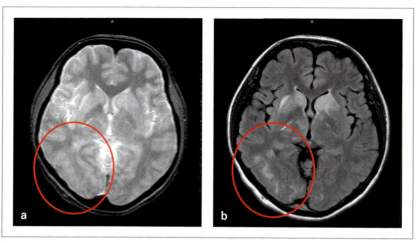

■図4　典型的なPRESのMRI画像
a：T2強調画像、b：FLAIR像

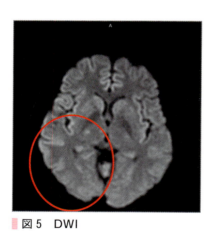

■図5　DWI

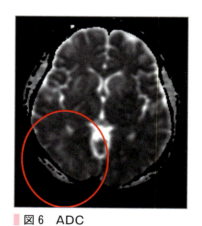

■図6　ADC

● 主な鑑別疾患

　主な鑑別疾患として、脳梗塞では虚血による細胞性浮腫を引き起こすため、拡散制限を反映してDWIでは高信号、ADCでは低信号を示す。ヘルペス脳炎や自己免疫性脳炎では、髄液所見で炎症所見を認め、皮質優位の画像所見を呈する。脳静脈血栓症もPRESと同様に頭痛を主訴とし、血管原性浮腫を呈することが多いが、T2強調像やMRV（磁気共鳴静脈造影）、静脈相を含めた3D CT angiographyなどで脳静脈洞や皮質静脈の血栓を認める。

第2部　疾患編

評価

　画像診断で PRES と診断された妊娠関連以外も含めた 136 症例の検討によると、後頭葉・頭頂葉の病変は 98% で認められるが、それ以外にも前頭葉に 68%、下側頭葉に 40%、小脳に 32%、基底核に 14%、脳幹部に 13% で病変が認められるとの報告がある[14]。まれではあるものの、脳幹部や小脳のみに病変を認める variant type の報告も散見される[15]。

経時的評価

　病変の分布も限局性、びまん性、左右対称性と多彩であるため、MRI により浮腫の部位、程度、範囲を評価するが、臨床症状と画像所見との間に明確な関係は認めなかったとの報告もあり[10]、定まった見解は得られていない。PRES では臨床症状や画像所見が可逆性であるという特徴を有し、通常、2週間以内に消退するとされるが[16]、10〜20% に脳梗塞や頭蓋内出血を合併するため[17]、経時的な評価も重要である。

胎児の評価

　子癇では HELLP 症候群や凝固機能障害を合併する頻度が高く、PRES においても HELLP 症候群の合併は散見され[10]、血液検査による評価も重要である。さらに妊娠中であれば妊婦だけでなく、胎児の評価も重要である。PRES の発症時期は妊娠後期が多く、平均分娩週数は 32 週であり、83% に胎児発育不全（FGR）を認め、50% が non-reassuring fetal status により帝王切開となったとの報告がある[18]。超音波検査による胎児発育評価、CTG（cardiotocogram）や BPS（biophysical profile score）により、胎児の well-being の評価を行い、妊娠週数なども勘案し、妊娠継続の可否について検討する必要がある。

治療・処置

　PRES 治療の基本は、特異的なものはなく、早期診断が最も重要である。PRES を発症してから血圧を正常化してもけいれん発作を発症した報告[19]や早期の妊娠終結によりけいれん発作を予防できた報告もあり[12]、早期の妊娠終結が有効な手段である。分娩後は、血圧の正常化により、血管攣縮や二次的な梗塞や出血のリスクが最小限に抑えられ、神経学的予後が改善されることが期待される[20]。高血圧合併例では降圧療法、血管内皮細胞障害を惹起する可能性のある薬剤の中止・減量、けいれん対策の3点を行う[9]。

妊産婦の場合、抗けいれん薬としては子癇予防や治療と同様に硫酸マグネシウム水和物が第一選択である[21]。ほかに、一般的なけいれん対策と同様にジアゼパムの静注を行う。けいれんは反復することも多いため、点滴の抗けいれん薬を加えるが、重積する際には挿管人工呼吸管理下の静脈麻酔も考慮する[9, 12]。抗脳浮腫対策では経験上、濃グリセリン液を使用することもあるが、腎機能低下症例では注意を要する。回復後の抗けいれん薬の長期内服は不要である[11]。

血圧の是正

　降圧療法では禁忌や合併症に注意しながら、妊産婦の場合はニフェジピンの内服、ニカルジピン塩酸塩の持続静注を行う。急性期ではニカルジピン塩酸塩など調節しやすい降圧薬で経静脈的に対処する。過度の降圧から組織還流が低下し不可逆的障害を来すこともあり得るため、過度の急激な降圧を避け、正常血圧へ是正する。PRES の誘因となる薬剤（免疫抑制薬、抗がん剤、抗ウイルス薬）は可能な限り中止・減量する。

子癇との関連性

　子癇は「妊娠 20 週以降に起こる二次性けいれんではない強直間代制けいれん発作」と定義される。子癇における MRI の検討では 93％に脳浮腫を認め、その多くは RPES であったが、22.2％には脳梗塞を認めている[12]。したがって、最近の MRI 画像の進歩に伴い、子癇の多くは RPES を呈すると考えられるが、すべての子癇が RPES を呈するわけではなく[12]、そのほかにも、脳皮質血栓症、脳静脈血栓症などが原因であったことが MRI で画像診断できるようになってきている。子癇と PRES の関連については、重症妊娠高血圧腎症の 17％に PRES を認め、PRES を認めた 67％が子癇を発症したが、PRES を認めなかった症例は子癇を発症しなかったとの報告もあり、重症妊娠高血圧腎症症例には子癇に先立って PRES が出現する可能性が示唆されている[22]。PRES の段階で早期に医療介入することで子癇を予防できる可能性を示唆する報告もある[12]。

引用・参考文献

1) Calabrese LH, et al. Narrative review：reversible cerebral vasoconstriction syndromes. Ann Intern Med. 2007；146（1）：34-44.

2) Wolff V, et al. Reversible Cerebral Vasoconstriction Syndrome Without Typical Thunderclap Headache. Headache. 2016；56（4）：674-87.

3) Fugate JE, et al. Variable presentations of postpartum angiopathy. Stroke. 2012；43（3）：670-6.

4) Miller EC, et al. Mechanisms and outcomes of stroke during pregnancy and the postpartum period：A cross-sectional study. Neurol Clin Pract. 2016；6（1）：29-39.

第 2 部　疾患編

5) 山川詩織ほか. 出産直前に発症した可逆性脳血管攣縮症候群の 1 例. 臨床神経学. 2021；61（10）：681-6.

6) 高橋由佳子ほか. プロポフォールが奏功した reversible cerebral vasoconstriction syndrome の 2 例. 脳卒中. 2013；35（5）：369-74.

7) Demir BC, et al. Comparison of magnesium sulfate and mannitol in treatment of eclamptic women with posterior reversible encephalopathy syndrome. Arch Gynecol Obstet. 2012；286（2）：287-93.

8) Hinchey J, et al. A reversible posterior leukoencephalopathy syndrome. N Engl J Med. 1996；334（8）：494-500.

9) 伊藤泰広ほか. "RPLS/PRES". 別冊 新領域別症候群シリーズ No. 26；神経症候群（第 2 版）Ⅰ—その他の神経疾患を含めて—. 東京, 日本臨牀社, 2013. 283-8.

10) Fugate JE, et al. Posterior reversible encephalopathy syndrome：associated clinical and radiologic findings. Mayo Clin Proc. 2010；85（5）：427-32.

11) 伊藤泰広ほか. 脳神経内科・脳神経外科 可逆性後部脳症症候群（PRES）・可逆性脳血管攣縮症候群（RCVS）. 産科と婦人科. 2022；89（13）：260-7.

12) 小口秀紀ほか. 前駆症状と頭部 MRI による子癇の発症予測. 産婦人科治療. 2011；103（3）：237-45.

13) 森将ほか. 吐血, 意識障害で救急搬送された子癇の 1 例. 日本周産期・新生児医学会雑誌. 2021；57（1）：182-8.

14) Bartynski WS. Posterior reversible encephalopathy syndrome, part 1：fundamental imaging and clinical features. Am J Neuroradiol. 2008；29（6）：1036-42.

15) McKinney AM, et al. Posterior reversible encephalopathy syndrome：incidence of atypical regions of involvement and imaging findings. AJR Am J Roentgenol. 2007；189（4）：904-12.

16) Nagata M, et al. Brain stem hypertensive encephalopathy evaluated by line scan diffusion-weighted imaging. AJNR Am J Neuroradiol. 2004；25（5）：803-6.

17) Hefzy HM, et al. Hemorrhage in posterior reversible encephpathy syndrome：imaging and clinical features. AJNR Am J Neuroradiol. 2009；30（7）：1371-9.

18) Chao AS, et al. Severe pre-eclamptic women with headache：is posterior reversible encephalopathy syndrome an associated concurrent finding? BMC Pregnancy Childbirth. 2020；20（1）：336.

19) 長谷川育子ほか. 5 時間前の頭部 MRI が正常であった子癇の 1 例. 日本妊娠高血圧学会雑誌. 2009；17：219-20.

20) Wagner SJ, et al. Posterior reversible encephalopathy syndrome and eclampsia：pressing the case for more aggressive blood pressure control. Mayo Clin Proc. 2011；86（9）：851-6.

21) Wen Y, et al. Posterior reversible encephalopathy syndrome in pregnancy：a retrospective series of 36 patients from mainland China. Ir J Med Sci. 2017；186（3）：699-705.

22) 川上裕一ほか. 子癇とその予測. 産婦人科治療. 2007；94（6）：1086-91.

（岸上靖幸、小口秀紀）

CHAPTER 6

臍帯下垂・臍帯脱出

診断

　臍帯下垂とは、破水前に先進胎児部分の側方また下方に卵膜を隔てて臍帯が存在するか、あるいは臍帯を触知するものを指す（図1）[1]。横位や骨盤位などの胎位異常、特に全足位では子宮下部にスペースができやすく、臍帯下垂が起こりやすくなる。また、子宮筋腫合併妊娠や卵巣腫瘍合併妊娠の場合にも児頭が固定されにくく、臍帯下垂のリスクが高まる。さらに、児頭骨盤不均衡、過長臍帯、低置胎盤、羊水過多、器械的頸管熟化装置（メトロイリンテルなど）使用時も臍帯下垂のリスク因子となる。

　臍帯脱出とは、破水後に先進胎児部分よりも先に臍帯が脱出し、子宮口を通過して腟または陰裂間に懸垂してきた状態をいう（図2）[1]。臍帯が胎児の先進部と産道の間に挟まれて圧迫されることや、外気に触れることにより臍帯血管が攣縮し、臍帯の血流が急激に障害され、胎児機能不全を引き起こすため、迅速に対応する必要がある。臍帯下垂および臍帯脱出は、新生児の予後に重大な影響を与える可能性が高く、妊娠および分娩中における胎児トラブルの主要な原因の一つとされる。

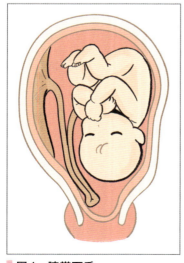

図1　臍帯下垂

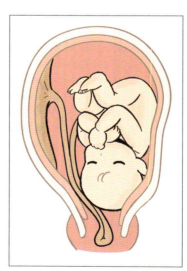

図2　臍帯脱出

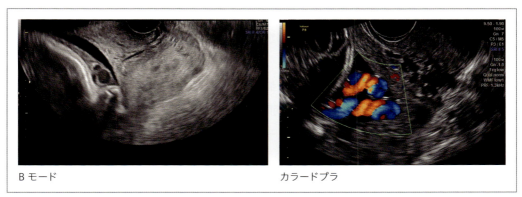

B モード　　　　　　　　　　カラードプラ

■ 図3　臍帯下垂の超音波画像

　臍帯下垂や臍帯脱出は、妊婦自身が自覚する症状がほとんどないため、臍帯下垂の早期発見は妊娠中および分娩中の異常を予測し、適切な対応を行うためにきわめて重要である。臍帯下垂の診断は主に経腟超音波断層法で行い、未破水時に胎児の前羊水部分に臍帯のフリーループが確認されれば臍帯下垂と診断する（図3）。この際、Bモード単独では臍帯の認識が困難な場合があるため、超音波カラードプラ法を併用して臍帯血管内の血流を描出し、臍帯の視認性を向上させることができる[2]。実際に、臍帯下垂症例の多くは超音波断層法で診断されている[3]。ミニメトロ挿入時など児頭が挙上される場合には、児頭先進部と子宮口だけでなく、先進部の側方を全周性に検索し、潜在的な臍帯脱出となる臍帯下垂を見落とさないように注意する。

　CTGモニターで持続性徐脈や高度遷延一過性徐脈がみられた場合、内診や腟鏡診、経腟超音波断層法を用いて臍帯脱出を確認・診断することが重要である。実際には臍帯脱出は内診で診断されることが多いと報告されている[3]。

評価

　臍帯下垂および臍帯脱出は、以下の産科的因子や医原性因子によってリスクが高まることが知られている。これらの因子がある場合は臍帯下垂・臍帯挙上の発生に留意する[4〜7]。

産科的因子

① **胎位異常**：横位や骨盤位、足位などの非頭位。
② **早産や低出生体重児**：早産児は体が小さく、骨盤に嵌入していないため。
③ **多胎妊娠**：特に第2子の胎位が頭位でない場合。

④ **経産婦**：経産婦では、児頭嵌入前に陣痛が発来することが多いため。

⑤ **羊水過多**：胎位が不安定であり、児頭も固定しにくい。破水時に大量の羊水流出とともに臍帯脱出が発生する。

⑥ **児頭の骨盤未嵌入**：先進部である児頭が骨盤にまだ固定されていない状態。

⑦ **早産期前期破水（preterm PROM）**：妊娠期間中（早産期）に破水すること。

⑧ **その他**：過長臍帯、低置胎盤、変形骨盤、子宮腫瘍、胎児先天異常など。

医原性因子

① **人工破膜**：児頭が高位である場合の人工破膜。

② **外回転術**：胎児を外から回転させて頭位にする手術的手技。

③ **器械的頸管熟化装置使用時**：41 mL 以上のバルーン拡大による児頭挙上。

④ **用手回旋**：分娩中、用手的に胎児を回旋する際に起こる児頭の挙上。

治療・処置

　臍帯下垂が見つかった場合は、その後の臍帯脱出を引き起こす可能性が高いかどうかを評価する。妊娠末期の骨盤位の場合など、破水からの臍帯脱出の危険性が高い場合は週数を考慮して帝王切開時期の前倒しなどを行う。子宮口閉鎖、子宮収縮もなく、破水からの臍帯脱出の危険性が低い（例：外回転術直後など）場合は、経過観察を行う。多くの場合、臍帯下垂は一時的であり消失する。経過観察を行うも、臍帯下垂が持続する場合は、背景となる要因（臍帯付着部が低いなど）がないかどうかを検索する。

　また、臍帯脱出と診断すると、用手的臍帯還納を試みたくなるが、直に臍帯に触れることが臍帯血管攣縮を誘発し、さらなる血流障害状態となる恐れがあるので、発見時は還納を試みるのでなく速やかな娩出が必要となる。

臍帯脱出時の緊急対応

　臍帯脱出が確認された場合、迅速かつ適切な対応が求められる。緊急帝王切開まで時間を要する場合、以下の処置が推奨される。

● **pushing アプローチ**

内診指で胎児先進部を用手的に押し上げる方法が一般的である。臍帯との接触を避けつつ、帝王

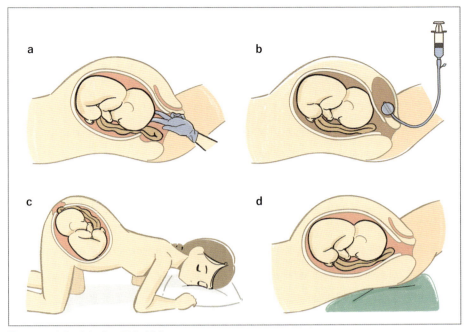

図4 臍帯脱出時の緊急対応
a：pushing アプローチ、b：尿道カテーテル留置、c：膝胸位、d：骨盤高位体位

切開時まで持続的に行う（図4a）。母体の膀胱内に尿道カテーテルを留置し、300〜500 mL の生理食塩水を注入することで児の先進部を挙上する方法も有効であり、娩出までに時間がかかる場合に有用である[8]（図4b）。

● pulling アプローチ

　骨盤高位の体位をとることで、重力を利用して児を母体頭側に引き寄せる方法である。膝胸位が最も効果的であるが[8]（図4c）、母体への負担が大きいため長時間の姿勢保持は難しい。したがって、ほかの骨盤高位体位や pushing アプローチを併用することが現実的である（図4d）。

● 子宮収縮抑制薬

　子宮内圧を軽減し、臍帯への外力を緩和するために使用される。娩出までに時間がかかる場合や、ほかの手技で胎児心拍数異常が改善しない場合に考慮される[4]。

臍帯脱出の予後

　臍帯脱出発生後から分娩までの時間が胎児の予後に大きく影響を与える。わが国の調査研究によれば、臍帯脱出が発生した場合、診断から分娩までの時間が短いほど児の予後が良好であることが示されている。分娩までの時間が延びると、低酸素状態が持続し、脳性麻痺やその他の神経学的後遺症のリスクが増加することも明らかになっている。臍帯還納を試みた症例では、臍帯圧迫や血管攣縮を引き起こし、低酸素性虚血性脳症や脳性麻痺のリスクが増加することが報告されている[3]。

　臍帯脱出症例267例を分析した報告によれば、子宮内胎児死亡率は3.4%、新生児死亡率は5.6%、障害生存率は7.1%であった。また、妊娠36週以降に分娩された児のみに限定すると、無障害生存率は臍帯下垂例では97.5%であったが、臍帯脱出例で87.5%であり[3]、臍帯下垂を診断し、臍帯脱出発生を予防することが重要である。万が一、臍帯脱出が予期せず発生した場合、臍帯を子宮内に戻すことは避けるべきであり、急速遂娩をただちに行う必要がある。その準備の間の臍帯圧迫を減らすための胎児挙上や骨盤高位であり、臍帯還納を目的とした臍帯触知は行わない。

引用・参考文献

1) 日本産科婦人科学会編. 産科婦人科用語集・用語解説集. 改訂第4版. 東京, 日本産科婦人科学会, 2018, 592p.

2) Kido K, et al. The role of transperineal ultrasonography for perinatal management：A review. J Obstet Gynaecol Res. 2023；49（7）：1700-9.

3) Hasegawa J, et al. Clinical risk factors for poor neonatal outcomes in umbilical cord prolapse. J Matern Fetal Neonatal Med. 2016；29（10）：1652-6.

4) Sayed Ahmed WA, et al. Optimal management of umbilical cord prolapse. Int J Womens Health. 2018；10：459-65.

5) Kahana B, et al. Umbilical cord prolapse and perinatal outcomes. Int J Gynaecol Obstet. 2004；84（2）：127-32.

6) Murphy DJ, et al. The mortality and morbidity associated with umbilical cord prolapse. Br J Obstet Gynaecol. 1995；102（10）：826-30.

7) Uygur D, et al. Risk factors and infant outcomes associated with umbilical cord prolapse. Int J Gynaecol Obstet. 2002；78（2）：127-30.

8) Kwan AHW, et al. Transperineal ultrasound assessment of fetal head elevation by maneuvers used for managing umbilical cord prolapse. Ultrasound Obstet Gynecol. 2021；58（4）：603-8.

（中村　豪）

CHAPTER

7

過強陣痛

診 断

　過強陣痛とは、子宮内圧が子宮口 4〜6 cm のとき 70 mmHg 以上、7〜8 cm のとき 80 mmHg 以上、9 cm〜分娩第 2 期のとき 55 mmHg 以上を示し、陣痛（収縮）が強い場合と定義されている。子宮内圧は破膜後でないと計測できず、子宮収縮を外測法で計測する場合は、子宮収縮の頻度が 10 分間に 5 回より多い場合は頻収縮として、過強陣痛の代わりに判断する[1]。過強陣痛時の子宮内圧、陣痛周期、子宮収縮持続時間の状況について**表**にまとめる[1]。

診断方法

　過強陣痛の判断には、以下の 3 つの方法が用いられる。

● 触診法

　経腹的に直接子宮体部に手を当てて子宮の収縮状態を評価する。両手で腹部全体を触診し、子宮の硬さにばらつきがないか（強弱なく収縮しているか）や、収縮時間を確認する。簡便であるが、熟練が求められる手法である[2]。

● 外測法

　母体の腹部に分娩監視装置のトランスデューサーを装着し、収縮曲線を記録する。胎児心拍数モニターと併用し、母体および胎児の状態を観察する[2]。

● 内測法

　破水後、子宮内に内圧測定用センサーを直接挿入して子宮内圧を計測する。正確な数値が得られるが、侵襲的であるため、通常は使用されない[2]。

発生しやすい状況と原因

　過強陣痛が発生する要因には、産道抵抗の増大（狭骨盤、軟産道強靱、胎位異常、児頭骨盤不均

ペリネイタルケア 2025 新春増刊　**129**

■ **表　子宮内圧・陣痛周期・陣痛時読時間の基準**

子宮内圧

		子宮口開大度		
		4〜6 cm	7〜8 cm	9 cm〜分娩第 2 期
強さ	平均	40 mmHg	45 mmHg	50 mmHg
	過強	70 mmHg 以上	80 mmHg 以上	55 mmHg 以上
	微弱	10 mmHg 以下	10 mmHg 以下	40 mmHg 以下

陣痛周期

		子宮口開大度			
		4〜6 cm	7〜8 cm	9〜10 cm	分娩第 2 期
強さ	平均	3 分	2 分 30 秒	2 分	2 分
	過強	1 分 30 秒以内	1 分以内	1 分以内	1 分以内
	微弱	6 分 30 秒以上	6 分以上	4 分以上	初産　4 分以上／経産　3 分 30 秒以上

陣痛持続時間

内測法		
強さ	平均	50 秒
	過強	1 分 30 秒以上
	微弱	30 秒以内

外測法（基線からピークまでの高さの 1/5）		
	子宮口開大度	
	4〜8 cm	9 cm〜分娩第 2 期
平均	70 秒	60 秒
過強	2 分以上	1 分 30 秒以上
微弱	40 秒以内	30 秒以内

［日本産科婦人科学会雑誌. 51 (5), 1999, N-120 より転載］

衡など）や陣痛促進薬の過剰投与によるものが含まれる[3]。特に、オキシトシンなどの子宮収縮薬は、用法・用量に注意が必要である。また、過強陣痛は無痛分娩の導入時にも多いことが知られている。脊髄くも膜下硬膜外併用麻酔（combined spinal-epidural anesthesia；CSEA）は、従来の硬膜外麻酔と比較して、分娩中に過強陣痛とそれに伴う胎児心拍数異常のリスクが高く、特に鎮痛が迅速に得られるとこれらのリスクがさらに高まる可能性があるとの報告もある[4]（図）。

　過強陣痛は、分娩経過中のどの時期でも発生し得るため、モニタリングが不可欠である。子宮頻収縮が 2 分以下になってきたときや 1 回の子宮収縮が収まらず持続している場合は、過強陣痛を疑

第2部 疾患編

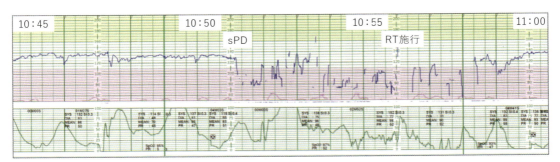

■ 図　脊髄くも膜下硬膜外併用麻酔導入後の過強陣痛
- 10：35　CSEA 施行
- 10：51　過強陣痛による高度遷延一過性徐脈（severe prolonged deceleration；sPD）
- 10：56　ニトログリセリン 100μg 投与（rapid tocolysis；RT）

CSEA 導入後、10 分間に 6 回程度の子宮収縮を認め、sPD 出現時に触診法で強い子宮収縮を認めた。

うことが大切である。過強陣痛は子宮胎盤循環を阻害し、胎児は低酸素状態に陥り、胎児心拍数陣痛図は胎児機能不全（特に遷延一過性徐脈）を示す。

評価

　過強陣痛が認められた場合、速やかにその原因を鑑別・除去し、陣痛の制御を行うことが求められる。過強陣痛は胎児機能不全のみならず、子宮破裂や臍帯断裂などの重篤な合併症を引き起こすことがある。

　原因が狭骨盤や児頭骨盤不均衡と判断された場合には帝王切開へ切り替える。過強陣痛が胎児徐脈や子宮破裂を引き起こすことがあるが、多くの場合、症状の発生により過強陣痛と診断されることが多い。特に、常位胎盤早期剥離を伴わない過強陣痛による胎児徐脈の場合には、子宮収縮の管理を行うことで胎児徐脈が改善し、胎児健常性を取り戻し、緊急帝王切開を回避できる。しかし、子宮破裂を伴っている場合、子宮収縮管理ではなく緊急帝王切開を行う。

　経産婦で急激に陣痛が強まり、自然の過強陣痛が発生することもある。遷延一過性徐脈のモニター判断だけで緊急帝王切開を決定し、手術室に入室後、手術直前の内診で想定以上に児頭が下降していたため、帝王切開を中止し吸引・鉗子分娩で娩出されることがある。当たり前のことであるが、方針決定には、以前の所見でなく、発生時に内診を行うことが重要である。

治療

薬剤の管理

　子宮収縮促進薬や子宮頸管熟化薬は、過強陣痛の発生原因となることがある。過強陣痛が発生した際には、オキシトシンやその他の陣痛促進薬（例：ジノプロストン［PGE_2］やジノプロスト［PGF_{2a}］）の投与を速やかに停止または減量することが求められる。これにより、過剰な子宮収縮を抑制し、母体および胎児にかかる負担を軽減する。

子宮収縮抑制薬の使用と迅速な対応

　オキシトシンなどの投与を停止しても過強陣痛が続き、胎児低酸素状態への進展が強く疑われる場合に一時的に緊急子宮弛緩を目的に投薬を行う場合がある。ニトログリセリンは血管平滑筋の弛緩作用を持ち、作用発現時間が短く（60 秒以内で効果が発現し、60〜90 秒で効果が最大に達する）、半減期も短い（2〜5 分で効果が消失する）。子宮収縮抑制目的の投与量は 1 回 60〜90 µg、最大 100 µg を緩徐に静脈内に投与する[5]。ただし、血管拡張作用も同時に出現することがあるため、収縮期血圧の低下を含め、投与時には慎重な観察が必要である。また、投与前に常位胎盤早期剥離発生時の持続子宮収縮に伴う遷延一過性徐脈を否定することが必須である。

　ニトログリセリンが手元にない場合、適応外使用ではあるが、リトドリン塩酸塩を投与する方法もある。リトドリン塩酸塩を 1/10〜1/5 アンプル（1 アンプル 50 mg/5 mL）を数分かけて静注するか、1 アンプルを 5％ブドウ糖液 500 mL に加え、300 mL/時で投与する方法などがある。リトドリン塩酸塩は選択的アドレナリン β_2 受容体作動薬であり、子宮平滑筋を弛緩させることで子宮収縮を抑制する。リトドリン塩酸塩の副作用として母体心拍数異常（心悸亢進）が生じるため、心疾患や甲状腺機能異常のある患者には使用が難しい。また、仰臥位での子宮収縮抑制薬の投与は、子宮弛緩（子宮重量増大）による仰臥位低血圧症候群や胎盤血流の減少を誘発する懸念があるため、側臥位で投与することが勧められる[5]。

帝王切開の考慮

　上記の治療を行っても過強陣痛が制御できず、胎児の状態が悪化する場合には、躊躇せず急速遂娩を施行する。

第 2 部　疾患編

まとめ

　過強陣痛が発生し胎児徐脈が生じた際には、胎盤循環を回復させるためにただちに子宮収縮を抑制することが重要である。陣痛促進薬を投与している場合は、投与を中止する。産婦が通常と異なる強い痛みを訴える場合には、過強陣痛による子宮破裂などの異常が懸念される。この場合も陣痛促進薬の中止や子宮収縮抑制薬の投与を検討し、実際に産婦の腹壁に触れて子宮収縮の強さや持続時間を確認することが大切である。

　無痛分娩の施行頻度が増えている昨今、頻収縮や持続的子宮収縮による遷延一過性徐脈は麻酔導入早期に起こりやすいこと、子宮収縮抑制を施行する際には常位胎盤早期剥離の除外を行うことを忘れてはならない。

引用・参考文献

1) 高橋通. 子宮収縮の評価（臨床）（産科医としての基礎知識）. 日本産科婦人科学会雑誌. 1999；51（5）：N119-N122.

2) 藤井知行. "分娩の生理". プリンシプル産科婦人科学 2 産科編. 武谷雄二ほか監修. 東京, メジカルビュー社, 2014, 111-8.

3) 日本産科婦人科学会編. 産科婦人科用語集・用語解説集. 改訂第 4 版. 東京, 日本産科婦人科学会, 2018, 592p.

4) Landau R, et al. Elevation of uterine basal tone and fetal heart rate abnormalities after labor analgesia：a randomized controlled trial. Obstet Gynecol. 2009；113（6）：1374.

5) 日本産科婦人科学会／日本産婦人科医会編・監修. 産婦人科診療ガイドライン 産科編 2023. 東京, 日本産科婦人科学会, 2023, 466p.

（中村　豪）

CHAPTER

8

回旋異常

はじめに

　回旋異常は、胎児が産道を通過する際に正常な回旋をしない状態を指し、スムースな分娩進行を妨げる原因となる。

　正常分娩進行における児頭回旋には、第1～第4回旋の段階がある。第1回旋では、矢状縫合が水平となった児頭が骨盤嵌入に伴い屈位をとる。第2回旋では、屈位をとった児頭が産道を下降するに伴い、小泉門が母体腹側、大泉門が母体腹側に回旋し、児背が母体背側になる。第3回旋では、児頭の後頭結節が恥骨下端まで下降した後に反屈位となり児頭が娩出される。第4回旋では、娩出された児頭が90°回旋し、骨盤嵌入時の胎位に戻る[1]。

　本稿では、回旋異常の診断、評価、そして治療・処置について解説する。

第1回旋異常

診断

　第1回旋異常は、十分な屈位がとれていない状態であり、前頭位、額位、顔位の3つに分類される（図1）。第1回旋不良は児頭最大周囲径が最小（小斜径）にならないため、その後の回旋異常や分娩進行不良を引き起こす要因になる。診断は内診で先進部を評価することで行われる。それぞれの所見について表1に示す。

評価

　前頭位は多くが自然に前方後頭位として分娩に至るが、前頭位のまま分娩すると児頭が短頭形になる。額位と顔位は全分娩の0.1～0.2%とまれだが、胎児の軟部組織損傷リスクが高く、帝王切開率も増加する。額位では額が先進し大斜径周囲で通過するため、顔位では顔面が先進するため、いずれも最小周囲径での産道通過とならず、分娩遷延のリスクがある。特に顔位では経腟分娩が困難な場合がある[2]。

134　ペリネイタルケア 2025 新春増刊

第 2 部　疾患編

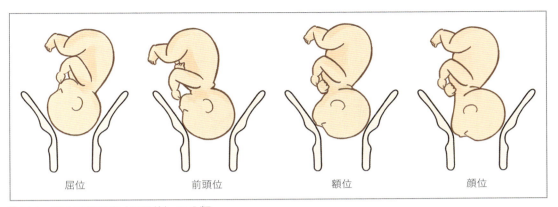

図1　第1回旋異常（反屈位）の分類

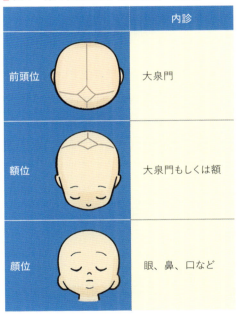

表1　第1回旋異常（反屈位）の診断

回旋異常

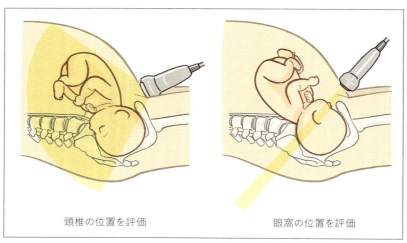

図2　経腹超音波検査での第2回旋の評価

治療・処置

　前頭位は多くが自然経過観察可能である。額位や顔位では、経腟分娩時の重度な産道裂傷や胎児損傷リスクを考慮し、分娩進行状況や胎児のwell-beingに応じて帝王切開も選択肢となる。

　用手的な胎位の整復は子宮破裂、臍帯脱出、胎児脊椎損傷のリスクがあるため、推奨されない。分娩中は慎重な監視が必要で、異常が認められた場合は早期に帝王切開を検討する。

第2回旋異常

診断

　後方後頭位は、胎児小泉門が母体の背側に向かって回旋した状態を指す。診断は主に内診で行い、矢状縫合の傾きと小泉門・大泉門の位置関係を確認する。分娩第2期では小泉門と大泉門の区別がつきづらく、内診による診断が困難な場合があるため、超音波検査を補助的に用いる。超音波検査では、胎児の頸椎や眼窩の位置で診断する（図2）。

評価

　持続的後方後頭位は、分娩第2期中に第2回旋異常が維持され、分娩まで続く状態を指す。持続的回旋異常のリスク因子を表2に示す[3]。

第 2 部　疾患編

表2　持続的後方後頭位のリスク因子

- 初産婦
- 35 歳以上
- 低身長の母体
- 陣痛誘発およびオキシトシン使用
- 胎盤前壁付着
- 妊娠 41 週以上
- 推定体重 4,000 g 以上の巨大児

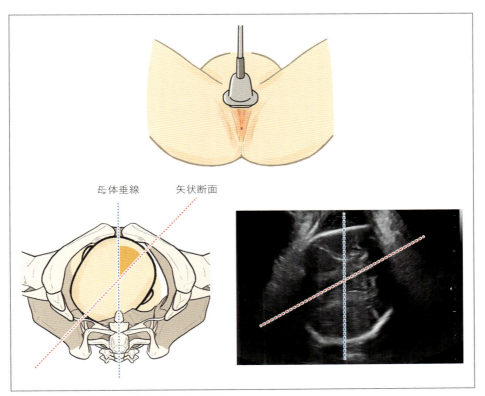

図3　経会陰超音波での第2回旋の評価

　また、国際産婦人科超音波学会のガイドラインでは、経会陰超音波を用いた第2回旋の評価も有用であるとしている。分娩第2期でも矢状縫合と母体正中線のなす角度（midline angle）が、station＋2 より高い位置では 98.6％が 45°以上、station＋3 より下降してくると 83.7％が 45°以下であるとしている（図3）。

回旋異常

■ 表3　用手回旋の成功・不成功に関わる因子

- 子宮口全開大、母体 35 歳未満、経産婦は成功率が高い。
- 初産婦、母体 35 歳以上、陣痛誘発、硬膜外麻酔の使用では成功率は低い。

治療・処置

　分娩第 2 期に後方後頭位が疑われる場合、超音波検査が有用である。分娩第 2 期でもほとんどの後方後頭位の胎児が自然に回旋することを考慮し、胎児心拍数モニタリングで well-being が確認できれば、初産婦の場合は約 60 分、経産婦の場合は 30 分程度の厳重な監視を続け、進行を再評価する。

　分娩が差し迫っていない場合や後方後頭位が依然として疑われる場合には用手回旋を検討する。用手回旋の成功・不成功例に関わる因子について、**表3** に記載する[3]。用手回旋が不成功の場合、または迅速な分娩が必要な場合、吸引や（回旋）鉗子が考慮される。回旋鉗子は会陰損傷の減少に関連し、新生児有害事象の有意な増加は認められない。分娩第 2 期における帝王切開との比較で、回旋鉗子は産後出血率と新生児集中治療室への入院率の減少と関連していた[3]。

　後頭位後方からの吸引分娩は、鉗子分娩と比較して成功率が低くなる。回旋が 45°以上の吸引分娩は、新生児の外傷リスクや高い失敗率の懸念から、推奨しない意見もある[3, 4]。また、分娩停止および持続性後方後頭位の帝王切開では、予期しない裂傷や産後出血のリスクが高いため、術中・術後の管理に十分注意を払う必要がある。

まとめ

　回旋異常の適切な診断と管理は、安全な分娩のために不可欠である。内診と超音波検査を組み合わせることで、より正確な診断が可能となる。多くの回旋異常は自然に改善するため、経過観察も重要だが、同時に医療介入のタイミングを見逃さないよう注意深く監視することが求められる。

　持続性の回旋異常では、用手回旋、器械分娩、帝王切開などの介入を検討し、その選択には母児の状態、分娩進行状況、施設の環境を総合的に考慮する。回旋異常の管理には経験と技術が必要であり、継続的な学習と訓練が重要である。

第2部 疾患編

引用・参考文献

1) 進純郎編. 分娩介助学 第2版. 東京, 医学書院, 2014, 352p.
2) 日本産科婦人科学会. 異常分娩の管理と処置. 日本産科婦人科学会雑誌. 2008；60 (3)：N-50-N-53.
3) Pilliod RA, et al. Fetal Malpresentation and Malposition：Diagnosis and Management. Obstet Gynecol Clin North Am. 2017；44 (4)：631-43.
4) Ghi T, et al. ISUOG Practice Guidelines：intrapartum ultrasound. Ultrasound Obstet Gynecol. 2018；52 (1)：128-39.

（向井勇貴）

memo

CHAPTER

9

児頭骨盤不均衡

はじめに

　児頭骨盤不均衡（cephalopelvic disproportion；CPD）は、胎児が骨盤（骨産道、軟産道）を通過するときに不均衡が生じ、経腟分娩が困難または不可能となる状態を指す。CPD は分娩停止の原因の一つであり、遷延分娩、産道損傷、産後出血、新生児仮死など、さまざまな合併症を引き起こす要因になる。CPD のリスク因子は知られているが、リスク因子のみで確定診断することはできず、実臨床における CPD の判断は依然として難しい。

　本稿では、CPD の診断、評価、そして処置・治療について解説する。

診　断

　残念ながら CPD 確定診断のゴールデンスタンダードは確立されていない。CPD 診断には、母体や胎児の問診や診察、骨盤エックス線検査、超音波検査などによる事前評価、および内診による分娩経過の推移評価が重要である。

問診と診察

　母体の身長は骨盤の大きさと相関しており、低身長は狭骨盤を示唆する所見である。母体自身の出生体重やパートナーの出生体重も参考程度ではあるが、有用な情報になり得る。また、既往歴に骨盤骨折などがあると、骨盤入口面が変形していることもあり、母体に十分な身長があったとしても、児頭が骨盤内に嵌入できないこともある。CPD を疑う項目を**表 1** に示す。

　機能的診断法として、Leopold 触診法、Seitz 法、Muller 法が知られている。Leopold 触診法では、第 3、4 段操作を実施する。児頭浮動では CPD を疑う。Seitz 法は児頭と恥骨の位置関係により分類され、恥骨より児頭が高く触れる場合に、陽性と判定される。Muller 法では、腹壁より児頭を骨盤入口部に押し下げると同時に、内診指で児頭が下降してくるか触知する。児頭下降がみられなければ CPD を疑う。

第2部 疾患編

■表1 児頭骨盤不均衡を疑う項目

- 母体低身長（150 cm 以下）
- 肥満
- 骨盤外傷既往
- 産科的真結合線 9.5〜10.5 cm
- 入口横径 10.5〜11.5 cm
- 骨盤最短前後径−児頭大横径が 1.0〜1.5 cm
- Seitz 法（±）〜（＋）

超音波検査

推定胎児体重において児頭大横径（BPD）が計測でき、産科的真結合線との比較により CPD を診断できる。ただし、推定体重が大きい場合は BPD が産科的真結合線より十分小さくとも CPD を疑う必要がある。

内 診

事前評価で CPD の診断に至らない場合でも、内診による分娩進行評価は CPD の判断に最も重要な情報となる。内診により子宮口開大度だけでなく、児頭下降度や回旋を評価することができる。具体的な評価法については後述する。

骨盤エックス線検査

撮影方法には、グスマン（Guthmann）法とマルチウス（Martius）法があり、グスマン法は骨盤の矢状断面（骨産道の長軸方向）、マルチウス法は骨盤の入口面と座骨棘間（骨産道の水平面）を評価する。グスマン法における岬角から恥骨結合後面までの最短距離が産科的真結合線である。恥骨結合後面から仙骨までの距離で最も近い径線を最短前後径といい、通常は産科的真結合線と一致する（**図1**）[1]。扁平仙骨や重複岬角などの場合には、最短前後径は産科的真結合線より下方にあり、児頭の下降が困難になりやすい。これらで得られる計測値により、骨盤の評価を行うことが可能である。

また、マルチウス法では骨盤入口の形態学的特徴から 4 型に分けることができる（**図2**）[2]。ほぼ同円で前後径と横径がほぼ等しい女性型骨盤は、4 型の中で分娩予後が最も良い。類人猿型骨盤は前後径が長く、扁平骨盤は横径が長い。男性型骨盤は前半部が V 字で深く、後半部は平坦であり、

ペリネイタルケア 2025 新春増刊　141

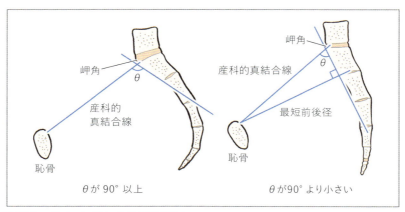

図1　グスマン法による骨盤評価

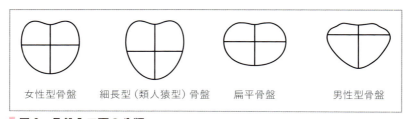

図2　骨盤入口面の分類

［日本産科婦人科学会雑誌．59（6），2007，N-183 より転載］

分娩予後が不良となることが多い。

評価

　CPD の評価は、母体側と胎児側の両方の要因を考慮し、総合的に行う必要がある。以下に、評価の主要ポイントを詳述する。

超音波検査

　BPD、腹囲、大腿骨長で推定胎児体重を算出できる。前述したように、巨大児が疑われれば、CPD のリスクは高くなる。BPD が大きい場合には、児頭周囲長（HC）も参考値として計測するとよい。注意点として、推定胎児体重は正期産となると、児頭の小骨盤腔への進入により、誤差が大きくなる場合があることを念頭に置いて診察することが望ましい。

表2 骨盤の大きさの分類

	狭骨盤	比較的狭骨盤	正常骨盤（平均値）
産科的真結合線	9.5 cm 未満	9.5〜10.5 cm 未満	10.5〜12.5 cm（11.5 cm）
入口横径	10.5 cm 未満	10.5〜11.5 cm 未満	11.5〜13.0 cm（12.3 cm）
外結合線（参考）	18.0 cm 未満		18.0〜20.0 cm（19.3 cm）

[日本産科婦人科学会雑誌. 59（6），2007, N-183 より転載]

内診

内診により、子宮口開大度、児頭下降度と回旋の評価を行い、経時的分娩進行評価により CPD の可能性を評価する。第1・第2回旋に異常がみられれば遷延分娩となり、その原因が CPD にあることを疑う。CPD では児頭が骨盤に正常に嵌入することができず、第1回旋（屈位）をとることができないことが多い。第1回旋が正常に行われるということは、児頭が屈位をとることで、最大周囲径が小斜径となり産道を通過してくることを意味する。

ある小規模な前向き研究では、初産婦の活動期分娩において、子宮口開大7 cm 時に浮動児頭（station−3 以上）が認められた場合、最終的に100%の症例で帝王切開となったことが報告されている[3]。回旋異常は CPD の原因となり得るため、詳細については前項の「回旋異常」を参照してほしい。

骨盤エックス線検査

グスマン法による CPD 評価を**図1**に示す。産科的真結合線と仙骨前面の成す角度が90°を下回ると産科的真結合線は岬角より下方が最短距離になり、骨産道が狭いことを表す。マルチウス法では骨盤入口部の撮影を行い、骨盤入口横径を計測する。これらの撮影により、**表2**のように分類される[2]。ただし、これらはあくまで参考所見として評価し、骨盤エックス線検査のみで CPD の診断を行わないことが重要である。

処置・治療

CPD が明らかな場合には、帝王切開を第一選択とする。CPD が明らかな場合について、**表3**に示す[4]。CPD が明らかでない場合は、基本的には経腟分娩を試みること（trial of labor；TOL）が一

表 3　CPD が明らかな項目

- 高度の変形狭骨盤
- 産科的真結合線 9.5 cm 未満
- 入口横径 10.5 cm 未満
- 産科的真結合線－児頭大横径が 10 mm 未満の場合

般的である。ただし、いつでも帝王切開に切り替えられるような準備をしたうえでの分娩管理が望ましい。

まとめ

　CPD の適切な診断と管理は、安全な分娩と良好な周産期予後に直結する重要課題である。CPD の事前評価が重要だが、分娩進行中の経時的変化の評価がより重要となる。個々の症例に柔軟に対応し、母児の安全を最優先としながら、適切な分娩方法を選択することが求められる。

引用・参考文献

1) 進純郎編. 分娩介助学 第 2 版. 東京, 医学書院, 2014, 352p.
2) 朝倉啓文. 骨盤計測. 日本産科婦人科学会雑誌. 2007 ; 59 (6) : N-179-185.
3) Debby A, et al. Clinical significance of the floating fetal head in nulliparous women in labor. J Reprod Med. 2003 ; 48 (1) : 37-40.
4) 日本産科婦人科学会編. 産婦人科専門医のための必修知識 2022 年度版. 東京, 日本産科婦人科学会, 2022, 646p.

（向井勇貴）

CHAPTER

10

子癇

はじめに

　子癇（eclampsia）とは、妊娠 20 週以降に初めて発生したけいれん発作で、原因として、てんかんや二次性けいれんが否定されるものをいう。妊娠高血圧症候群が重症化した場合に発症することがある。子癇の発生率は 1/2,000〜3,500 とされる[1]。子癇は胎児や母体の生命に関わるため、発作が起こった場合は早急な治療が必要となる。

　子癇の病態として、高血圧に対する脳血管の自己調節機能の破綻や血管透過性の亢進、それに伴う脳浮腫と脳血管の圧迫による血流の低下などが考えられているが、いまだ確立されていない。

症 状

　子癇の特徴的な症状として、持続的な後頭部または前頭部の頭痛、閃輝暗点などの視覚異常、上腹部痛または右上腹部痛などがある。これらの症状のうち、子癇の 59〜75％に少なくとも 1 つを認める。中でも頭痛は 50〜75％に、視覚異常は 19〜32％に認める[2]。

　母体がけいれんを起こした際、子癇かその他の疾患かの鑑別が重要となる。高血圧、蛋白尿、全身性の浮腫がすべて認められる場合、子癇の診断は比較的容易である。しかし子癇においても、高血圧、蛋白尿、全身性浮腫を認めない例も存在し、その臨床症状には個人差がある。例えば、重症高血圧（収縮期血圧 160 mmHg 以上、または拡張期血圧 110 mmHg 以上）は 20〜54％、軽症高血圧（収縮期血圧 140〜160 mmHg、または拡張期血圧 90〜110 mmHg）は 30〜60％に認める一方で、16％では高血圧を認めないとされる。また、尿蛋白（試験紙法で 3＋以上）を認めたのは 48％のみであり、14％では蛋白尿は認めないとされる[2]。妊娠第 3 三半期に 1 kg/週を超える体重増加のある場合、子癇のリスク因子とされるが、一方で 26％では浮腫を認めないとされる[1]。

　子癇を発症した 92％で後天性可逆性脳症症候群（posterior reversible encephalopathy syndrome；PRES）（図）を認める。後頭葉〜頭頂葉に加えて、非典型例では前頭葉に認められることもある。

ペリネイタルケア 2025 新春増刊　145

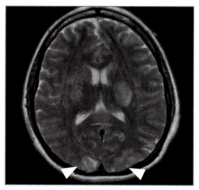
図　PRES（頭部MRI T2強調像）

発症時期

　子癇は発症時期により、妊娠子癇、分娩子癇、産褥子癇に分類される。妊娠子癇が38〜67％と最も多く、次いで産褥子癇が11〜44％、分娩子癇が18〜36％とされる。子癇の多くは分娩後48時間以内に発症するが、分娩後48時間以上を経過してからの発症例も報告されている。分娩後48時間以上経過後のけいれん発作は、子癇以外の疾患の可能性を考慮し、特に網羅的な神経学的評価が必要である。妊娠子癇の91％は、妊娠第3三半期に発症する。一方で妊娠21〜27週の発症は7.5％とされる[1]。

　子癇を発症した妊婦では、常位胎盤早期剥離（7〜10％）、播種性血管内凝固症候群（DIC）（7〜11％）、肺水腫（3〜5％）、急性腎不全（5〜9％）、誤嚥性肺炎（2〜3％）、心肺停止（2〜5％）などの重篤な周産期合併症や母体合併症の頻度も増加する[2]。

対応

　人手の確保、バイタルサインチェック、気道確保、静脈ルート確保、酸素投与、胎児心拍の確認を行う。子癇によるけいれん発作の間、母体の呼吸は停止している。けいれん発作は通常60〜75秒間続く。初めの15〜20秒は、顔面筋のけいれんから始まり、全身の筋収縮により体が硬直する（強直性けいれん）。次いで約60秒にわたり、全身の筋収縮と弛緩を繰り返す（間代性けいれん）。けいれん発作は繰り返すこともある。けいれん発作後、昏睡状態の後に意識レベルがある程度改善する。けいれん発作に対してジアゼパムを投与する際は、本剤自体による無呼吸や心停止のリスクを考慮し、特に気道確保、人工換気の準備が重要である。

表　子癇発作に対する薬剤投与

硫酸マグネシウム水和物 （MgSo₄）	1. MgSo₄ 4 g を 20 分以上かけて静脈内投与 2. 続けて MgSo₄ 1 g/時より静脈内持続投与 3. 0.5 g/時ずつ増量し、最大投与量は 2 g/時
ジアゼパム	1. 10 mg を 2 分以上かけて静脈内投与 2. 以後、必要に応じて 3〜4 時間ごとに投与

（文献 3 より作成）

けいれん

けいれん予防には、硫酸マグネシウム水和物が第一選択薬となる。硫酸マグネシウム水和物 4 g を 20 分以上かけて点滴静注し、その後維持量を投与する（**表**）[3]。子癇に対して硫酸マグネシウム水和物を投与した際、意識レベルが回復しない場合には高マグネシウム血症に注意する必要がある。高マグネシウム血症の症状としては、深部腱反射の減弱・消失、呼吸抑制、心停止がある。

HELLP 症候群

子癇例では HELLP 症候群を合併することもあるため、母体の血液検査を行う（血算、肝逸脱酵素、凝固能）。また、母体アシドーシスの評価のため、動脈血ガス分析を行う。さらに、常位胎盤早期剥離を合併するリスクもあり、胎児心拍数モニタリングを行う。

重症高血圧

重症高血圧に対しては、ニカルジピン塩酸塩やヒドララジン塩酸塩で降圧を行う。子癇発症例では、多くの場合、既に子宮胎盤血流が低下していることが多いことや、急激な降圧が脳血流量自動調節能の障害による脳虚血を誘発する可能性もあることから、収縮期血圧 140〜159 mmHg、拡張期血圧 90〜105 mmHg 程度までの降圧にとどめる。

低酸素血症

母体の低酸素血症により、胎児心拍数モニタリング上で、徐脈、遅発一過性徐脈、基線細変動の減少、代償性の頻脈を認めることがある。これらの変化は、けいれんがおさまり母体の低酸素血症が改善すると、3〜10 分以内に自然に軽快することが多い。また子宮の頻収縮や過強陣痛を認めることもある。胎児の一過性徐脈の発症機序としては、強い血管攣縮と子宮の過活動による子宮胎盤血流の減少であるとされている。また、けいれん中の母体の呼吸停止に伴う、胎児の低酸素血症に

よっても胎児心拍数モニタリングに異常を来す。逆に、発作後に胎児心拍数パターンの異常が持続する場合は、子癇以外の原因を検索すべきである。

例えば、けいれん後に常位胎盤早期剥離が引き起こされることもある。子宮の過収縮や胎児徐脈が持続する場合は、常位胎盤早期剥離を考慮すべきである。子癇を来した女性では、全身麻酔において、気道浮腫により挿管困難や誤嚥のリスクがある。

子癇後の管理

子癇を発症した場合、少なくとも分娩後 48 時間はバイタルサインや in-out バランス、症状を注意深く観察する必要がある。通常、子癇を来すような例では、分娩中から産褥期にかけて大量の輸液を行っていることが多い。特に腎機能障害を伴う場合は、産後に肺水腫のリスクが高くなる。硫酸マグネシウム水和物の投与は、分娩後少なくとも 24 時間、または最後の子癇発作後少なくとも 24 時間は継続すべきであるが、腎機能障害のある場合や乏尿が認められる場合は、高マグネシウム血症に注意する必要がある。

子癇を来した場合、次回妊娠時における妊娠高血圧腎症の発症リスクが上昇する。一般的に、その後の妊娠における妊娠高血圧腎症の発生率は約 25%とされ、子癇の発症が妊娠中期である場合には、その発生率はさらに高くなる。次回妊娠時の子癇の発生率は約 2%とされている。

引用・参考文献

1) Mattar F, et al. Eclampsia. Ⅷ. Risk factors for maternal morbidity. Am J Obstet Gynecol. 2000；182（2）：307-12.
2) Sibai BM. Diagnosis, prevention, and management of eclampsia. Obstet Gynecol. 2005；105（2）：402-10.
3) 日本産科婦人科学会／日本産婦人科医会編・監修. "CQ309-3 妊産褥婦が子癇を起こしたときの対応は？". 産婦人科診療ガイドライン産科編. 2023, 185-8.

（池ノ上　学）

CHAPTER 11 子宮破裂

診断

分類

子宮破裂は子宮の3層すべて、すなわち子宮内膜、子宮筋層、臓側腹膜が完全に離開する全子宮破裂（図1）と、裂傷が子宮壁の筋層のみで臓側腹膜に及ばない不全子宮破裂（図2）に分類される。子宮破裂は、帝王切開や子宮筋腫核出などの子宮手術既往による瘢痕子宮また手術既往のない非瘢痕子宮のどちらでも起こり得る。子宮破裂の90％以上は帝王切開後妊娠に関連するため、破裂部位は前回の子宮切開創部が多い。

発症率

2011～2015年の5年間におけるわが国の359施設を対象とした調査では、子宮破裂の発症率は0.015％（152例/1,027,249分娩）であった[1]。瘢痕子宮が112例（73.7％）であり、そのうち既往帝王切開後妊娠が74例（48.7％）で、発症時期の中央値は妊娠37週であった。ほかの瘢痕子宮における子宮破裂症例の術式別発症率と発症時期の中央値はそれぞれ、腹式子宮筋腫核出術後7例（4.6％）で妊娠32.3週、腹腔鏡下子宮筋腫核出術後17例（11.2％）で妊娠32.5週、腹式子宮腺筋症摘出術後3例（2％）で妊娠30週、腹腔鏡下子宮腺筋症摘出術後4例（2.6％）で妊娠32

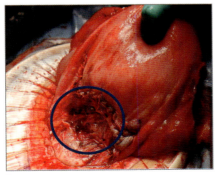

図1　全子宮破裂

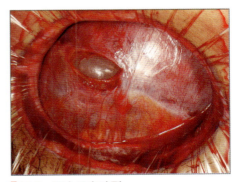

図2　不全子宮破裂

週であった。母児の転帰に関して、既往帝王切開後妊娠における子宮破裂はほかの瘢痕子宮と比較して子宮摘出率や新生児死亡率が低かった。

非瘢痕子宮破裂の発症率は少ないが、発症時の母児死亡率は瘢痕子宮破裂に比べて有意に高い。非瘢痕子宮破裂の原因は、①外傷（胎位異常に対する外回転術やクリステレル胎児圧出法などによる子宮圧迫、器械分娩、交通外傷や高所からの落下など）、②子宮壁の脆弱化に関連する遺伝性疾患（血管型 Ehlers-Danlos 症候群は診断基準の一つに妊娠中の子宮破裂が含まれている）、③長時間にわたる陣痛誘発または促進、④子宮壁の過度の伸張（巨大児、羊水過多、多胎妊娠、子宮筋腫や子宮形態異常などの子宮異常）がある。

本稿では、妊娠時期別の子宮破裂リスク症例を解説し、子宮破裂の評価や治療について述べる。

妊娠初期

● 破裂部位とその原因

妊娠初期の子宮破裂はきわめて珍しい。実臨床においてこの時期の腹痛や出血で最初に子宮破裂、特に非瘢痕子宮破裂を疑うことは難しいかもしれない。性器出血を伴わない上腹部痛など産科合併症として典型的でない症状から始まることも多く、診断が遅れ致命的な出血から死に至る可能性もある。妊娠初期の破裂部位は子宮底部が多く、非瘢痕子宮では穿通胎盤や子宮形態異常が原因と考えられている。胎盤付着部位は血管新生が豊富であり、瘢痕子宮破裂の創部離開よりも重篤化するリスクを有する。非瘢痕子宮でも、子宮内操作の既往や不妊治療の有無など癒着胎盤のリスクとなり得る情報の収集を妊娠初期にきちんと行うべきである。

● 人工妊娠中絶薬使用上の注意点

2023 年 4 月にわが国でも妊娠 9 週（妊娠 63 日）までを対象として、「ミフェプリストン（プロゲステロン受容体拮抗薬）」と「ミソプロストール（プロスタグランジン E_1 誘導体製剤）」の服薬による人工妊娠中絶が承認された。妊娠初期のミソプロストール使用により子宮角が破裂した報告もある。子宮角が他部に比べて筋繊維の少ないことが関連しているかもしれない。

瘢痕子宮に対する妊娠初期のミソプロストール使用は禁忌ではないが、瘢痕子宮または非瘢痕子宮いずれの場合においてもミソプロストール使用時は子宮破裂のリスクを考え、慎重に対応するべきである。

● 帝王切開瘢痕部妊娠の診断基準と分類

帝王切開瘢痕部妊娠（cesarean scar pregnancy；CSP）は 1978 年に初めて報告された異所性妊

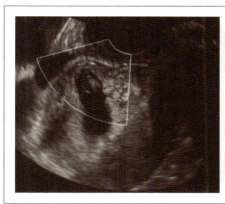
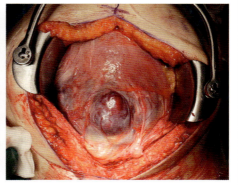

■ 図3 当科で経験した帝王切開瘢痕部妊娠における妊娠継続症例
妊娠35週の選択的帝王切開により分娩に至ったが、全前置癒着胎盤を合併する不全子宮破裂のため子宮全摘出術を行った。

娠の一つで、その6%を占める。帝王切開率の増加と、診断精度の向上により増加傾向にある。

CSPの超音波による診断基準は、①子宮体部や頸部に胎嚢を認めない、②胎嚢や胎盤が子宮峡部前壁の帝王切開創部に確認される、③胎嚢と膀胱の間の子宮筋層が欠損または非常に薄くなっている、④カラードプラで胎嚢周囲の血流像を認める、が挙げられ、早期の正確な診断が重要である。CSPは、子宮峡部または子宮内腔に向かって発育するtype Ⅰ（endogenic type）と、筋層深くまで浸潤し膀胱または腹腔内へ発育するtype Ⅱ（exogenic type）に分類される。子宮破裂のリスクは胎嚢と膀胱の間の残存子宮筋層の厚みが≦3mmで高く、type Ⅰよりtype Ⅱに多く、発症時期は妊娠7.5±2.5週である[2]。CSPの方針についてコンセンサスは得られていないが、米国産科婦人科学会（The American College of Obstetricians and Gynecologists；ACOG）は妊娠継続を推奨していない。CSPは癒着胎盤との合併も強く関連する（図3）。CSP 119症例の検討では、子宮破裂を7.6%に認め、その92.4%が第3三半期に発症し、全例で癒着胎盤を認めた[3]。

妊娠中期

妊娠中期での子宮破裂もまれである。突然の腹痛で発症することが多い。17症例の報告をみると、妊娠中期の破裂部位も子宮底部（9症例）が多く、次いで子宮後壁（3症例）であった[4]。子宮底部破裂は癒着胎盤や子宮腺筋症、卵管間質部妊娠などの症例であり、子宮後壁破裂は子宮筋腫核出既往や子宮内容除去術の既往症例であった。子宮前壁破裂は2症例で、そのうちの1症例はゲメプロスト（プロスタグランジンE_1誘導体）腟坐剤を用いた治療的流産中の非瘢痕子宮であった。

子宮内胎児死亡や人工流産に対するゲメプロストの使用における子宮破裂は、非瘢痕子宮と比較して既往帝王切開後妊娠でも有意な差を認めず、ACOG 同様、わが国においても十分に注意しながらの使用を容認している。

妊娠後期～分娩期

帝王切開後妊娠において経腟分娩を試みることを trial of labor after cesarean delivery（TOLAC）といい、それが成功した結果、経腟分娩に至ると vaginal birth after cesarean delivery（VBAC）という。下節横切開後の TOLAC による子宮破裂は 0.5～0.9％である。前回帝王切開が古典的帝王切開や T 字切開の場合は TOLAC 禁忌となっている。2 回以上の帝王切開既往の場合、子宮破裂率は 0.9～3.7％と報告がある。推奨レベルは低いものの、ACOG は子宮下節横切開による 2 回の帝王切開既往は TOLAC の実施を認めている。ただし、わが国の TOLAC 容認条件は、既往帝王切開の術式が子宮下節横切開かつ 1 回の既往までとしている。

分娩誘発は TOLAC における一つの選択肢となる。既往帝王切開女性へのミソプロストール使用は子宮破裂増加と関連するため、頸管熟化や分娩誘発のための使用は禁忌である。TOLAC 群 17,898 人と選択的帝王切開群 15,801 人を対象とした大規模多施設研究では、子宮破裂は TOLAC 群の 124 例（0.7％）で認め、児に低酸素性脳性麻痺を認めた 12 例中の 7 例は子宮破裂が原因であった[5]。この 124 例における子宮破裂発症率は、自然陣痛発来（0.4％）と比較して、オキシトシンによる陣痛促進（0.9％；p＜0.001）やオキシトシンによる分娩誘発（1.1％；p＜0.001）、プロスタグランジン製剤による分娩誘発（1.4％；p＜0.001）で有意に高かった。

また、既往帝王切開後妊娠 20,095 例の検討では、子宮破裂率は選択的帝王切開群（0.16％）と比較して、自然陣痛発来群で 0.52％（RR 3.3；95％CI 1.8～6.0）、プロスタグランジン製剤を用いない分娩誘発群で 0.77％（RR 4.9；95％CI 2.4～9.7）、プロスタグランジン製剤を用いた分娩誘発群で 2.45％（RR 15.6；95％CI 8.1～30）であった[6]。分娩誘発や陣痛促進に関して、わが国では TOLAC におけるオキシトシン使用を容認しているが、プロスタグランジン製剤（プロスタグランジン $F_2\alpha$ 製剤、プロスタグランジン E_2 製剤）の使用は禁忌である。

産 後

子宮頸管裂傷は約 0.2％で合併し、子宮頸管縫縮術後や器械分娩、長時間の分娩は危険因子である。分娩後の子宮収縮薬に効果が得られない出血は子宮頸管裂傷を疑うべきである。頸管裂傷が内子宮口を越えて体下部へ及び、子宮破裂や尿管・膀胱損傷、直腸損傷、ダグラス窩離開を合併することがある。

第2部　疾患編

　わが国では、2013年に子宮腔内バルーンタンポナーデ（uterine balloon tamponade；UBT）が保険収載され、Bakri® 分娩後バルーン（Cook Medical 社）とアトム子宮止血バルーン（Atom Medical 社）が保険適用となっている。「産科危機的出血への対応指針2017」に産科出血の初期段階で実施すべき止血方法としてUBTが追記された[7]。UBTは経腟的また経腹的に子宮内へ挿入でき、操作が簡便であることから普及した影響で、わが国の産科危機的出血による母体死亡率も21.1%（2013〜2015年）から14.1%（2016〜2018年）へ減少傾向を認めた（p＝0.14）。しかし、バルーンによる子宮破裂（2.0%）も起こり得るため、経腟的に挿入する際は盲目的に行わず、添付文書に記載されているように超音波ガイド下で行う[8]。

評価

　子宮破裂に特有の症状はなく、発症予測や発症時にただちに診断確定することは難しい。臨床所見や症状としては、「引き裂かれるような」感覚を伴う激しい腹痛、子宮下部の圧痛、性器出血、胎動の減少や消失、母体ショック症状などがある。前駆症状のないまま、妊娠中や分娩中に突然の胎児徐脈や母体ショック症状を契機として診断されることもある。硬膜外麻酔による無痛分娩の場合、腹痛に気づきにくいこともあるため注意が必要である。破裂群は非破裂群と比較して発症前に子宮の頻収縮や過強陣痛、子宮収縮の消失が有意に多かった報告もある。しかし実際は胎児心拍異常のため緊急帝王切開術を実施し、開腹時に子宮破裂を見つけて診断に至ることも多い。胎児心拍異常が起こった場合は子宮破裂も考え、母体のバイタルサインやshock indexの確認が重要である。

　超音波検査で胎児や胎児の一部を子宮外に認めることもある。腹腔内の出血を精査するためにFASO（focused assessment with sonography for obstetrics）を行う。FASOでは、経腹超音波検査で迅速に子宮内、子宮の形状、ダグラス窩、モリソン窩、脾腎境界、下大静脈を観察する。分娩後で母体のバイタルサインが安定していれば造影CT検査を行い、子宮筋層の不連続性や腹腔内への造影剤の漏出所見（extravasation）、血腫などを確認する。

　また分娩後であれば、内診や腟鏡診で頸管裂傷が子宮下部へ延長していないかを評価する。

治療・処置

　遅発一過性徐脈や徐脈などの胎児心拍異常が初期徴候として一般的であり、子宮破裂の診断の有無によらず、胎児心拍異常に対する緊急帝王切開術を実施する。児を破裂創から娩出させるか、

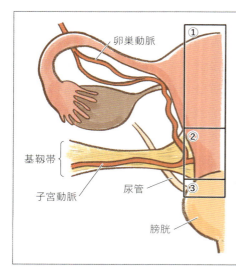

■ 図4　子宮破裂部位別にみた3領域

　新たに子宮切開を加えて娩出させるかは破裂創の部位と大きさによる。ショックバイタルを呈することが多く、輸液や血液製剤投与により母体循環動態および凝固能の改善を可及的速やかに開始する。

　破裂創を、①子宮体部筋層のみ、②子宮峡部〜頸部の破裂、③頸管裂傷からの延長の3領域に分けて考えると、出血部位や臓器損傷を評価しやすく、止血や修復の実施にも有用である（図4）。裂傷部位の閉鎖や止血が困難と判断した際は、躊躇せずに子宮全摘出術を選択する。

　破裂創の位置を子宮外方のみならず内腔側からも確認する。頸管裂傷が子宮体部へ連続するか否かには特に注意する。また膀胱、尿管、頸管、腟壁、直腸、周囲血管など周辺臓器の損傷の有無とその程度を確認し、専門科への応援を依頼する。子宮全摘出術や損傷臓器の修復を自施設で遂行できない場合、ダメージコントロール手術と血液製剤の投与を行いながら高次医療機関へ搬送する。

引用・参考文献

1) Makino S, et al. National survey of uterine rupture in Japan : Annual report of Perinatology Committee, Japan Society of Obstetrics and Gynecology, 2018. J Obstet Gynaecol Res. 2019 ; 45（4）: 763-5.

2) Hameed MSS, et al. Cesarean Scar Pregnancy : Current Understanding and Treatment Including Role of Minimally Invasive Surgical Techniques. Gynecol Minim Invasive Ther. 2023 ; 12（2）: 64-71.

3) Calì G, et al. First-trimester prediction of uterine rupture in cesarean scar pregnancy. Am J Obstet Gynecol. 2022 ; 227（2）: 353-5.

4) Fahrni AC, et al. Recurrence of a second-trimester uterine rupture in the fundus distant from old scars : A case report and review of the literature. Case Rep Womens Health. 2020 ; 28 : e00249.

5) Landon MB, et al. Maternal and perinatal outcomes associated with a trial of labor after prior cesarean delivery. N Engl J Med. 2004 ; 351（25）: 2581-9.

6) Lydon-Rochelle M, et al. Risk of uterine rupture during labor among women with a prior cesarean delivery. N Engl J Med. 2001 ; 345（1）: 3-8.

7) Spencer NR, et al. Perforation with Bakri balloon into broad ligament during management of postpartum hemorrhage. Am J Obstet Gynecol. 2021 ; 224（2）: 227.

（植木典和、牧野真太郎）

CHAPTER 12

弛緩出血

はじめに

　分娩後異常出血（postpartum hemorrhage；PPH）は産科救急疾患の一つであり、妊産婦死亡原因として最も多い。弛緩出血はそのうち7〜8割を占める。PPHによる母体死亡や重篤な後遺症を防ぐには、適時な診断、適切な資源の利用と対応が重要であり、常日頃から医療提供者の修練と医療環境の整備が必要不可欠である。

診　断

　分娩第3期または胎盤娩出直後に、子宮筋の収縮不良に起因して起こる異常出血を弛緩出血という。子宮筋の収縮および退縮不良により胎盤剝離部での生理学的（生体）結紮と呼ばれる止血機序が障害されて起こるとされ、全分娩の約5%に起こる。胎児娩出後の予防的な子宮収縮薬の投与は、PPHを減少させるための分娩第3期の積極的処置として合目的である。子宮筋がびまん性に弛緩した状態では、拡張した子宮がかなりの量の血液を含んでいる可能性があるため、出血量は観察されるよりもはるかに多くなる可能性がある。

　PPHの古典的な定義では、経腟分娩後の推定出血量（estimated blood loss；EBL）が500mL以上、または帝王切開分娩後のEBLが1,000mL以上を弛緩出血とするが、外出血だけでは過小評価になる可能性があるため注意を要する。麻酔科領域では定量的出血量（quantitative blood loss；QBL）が好まれて使用されるが、PPHにおいてはQBLでは出血量を過小評価する可能性があり、注意が必要である[1]。

　局所的な弛緩出血の場合では、子宮底部はよく収縮しているが、子宮下部は拡張し、無緊張であることがあり、これらの状態は経時的に変化する。経腹超音波検査ではリアルタイムに子宮収縮を評価可能であり、カラードプラを用いると子宮内や子宮筋層の血流の評価も可能であるため、診断に有用である。

　PPHのうち一部の患者は、出血が腹腔内、後腹膜、骨盤腔内（腟血腫、会陰血腫など）に留まり外出血を呈さず、前述の経腹超音波検査では診断装置の検出限界から血腫の描出は困難なことが

多い。経腟超音波検査を併用することで、腟内腔に近い部位の血腫は同定できる場合があるが、深部組織の血腫の描出は難しく、時間経過後の鈍痛やバイタルサイン異常などの全身血液量減少の徴候で気づかれることもある。特に後腹膜血腫を除外できない場合などは、CT や MRI などの画像診断検査を必要時には躊躇せず使用する。

評 価

米国産科婦人科学会（ACOG）では、PPH の重症度分類として California Maternal Quality Care Collaborative（CMQCC）staging system が用いられており、子宮収縮薬投与や酸素投与、大量輸血プロトコール発動など医療的介入を示している[2]。また、非妊婦患者対象の分類だが、Advanced Trauma Life Support classification では出血のショックに至る進行性の症状を class Ⅰ〜Ⅳに分類し、対応方法を示している[3]。しかし、日本ではいずれも馴染みがない。

日本においては、2022 年に「産科危機的出血への対応指針 2022」としてショック・インデックス（SI）を用いたフローチャートが作成され用いられている（図）[4]。それによると、SI 1 以上（出血量：経腟 1 L、帝王切開 2 L 以上）の場合、PPH として対応方法を設定し、さらに出血の継続とバイタルサイン異常（乏尿、末梢循環不全）、SI 1.5 以上、産科 DIC スコア 8 点以上、フィブリノゲン 150 mg/dL 未満をもって産科危機的出血と定義し、一段階ギアを上げた対応方法を示している。

分娩第 3 期に出血が多いと感じた際には、母体急変時の初期対応として、①全身管理として静脈路確保・急速補液、酸素投与、母体モニターを装着し、並行して②産科的管理として子宮双手圧迫法、子宮収縮薬投与、子宮腔内バルーンタンポナーデを行い、バイタルサインと出血を評価する。引き続き PPH と診断した場合には、③出血持続時の全身状態異常の早期指標としてのバイタルサインとして早期警告サイン（心拍数、酸素飽和度、時間尿量、収縮期血圧、拡張期血圧、呼吸数、意識レベル、体温）の確認と ABCD の確認と確保（SpO$_2$ は 95 ％を維持）を行いつつ、静脈路確保時に Hb 値、血小板数、凝固検査の採血検査を行い、線溶系亢進を抑制するためにトラネキサム酸投与を行う。併せて、④出血原因の検索を行う[4]。

このように、診断がつく前から母体の急変を感知した際には「全身管理」と「産科的管理」の両方を同時に行うことが重要になる。

処置・治療

本稿では PPH 時の原因 4Ts（Tone：子宮収縮、Trauma：頸管裂傷・腟壁裂傷、Tissue：胎盤遺

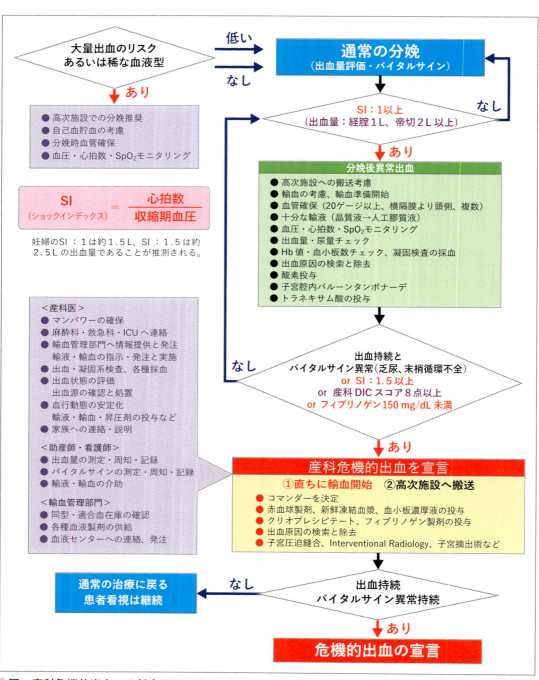

図　産科危機的出血への対応フローチャート

[日本産科婦人科学会ほか「産科危機的出血への対応指針 2022」より転載]

残、Thrombin：凝固因子の欠乏）のうち、tone（子宮収縮）について触れる。分娩後の出血を制限する生理学的機序として、通常、子宮出血は2つの機序の組み合わせによって制御されている。1つは胎盤剝離時の物理的な止血（子宮筋の収縮が胎盤に血液を供給する血管を圧迫し、血流を減少させる）であり、もう1つは局所血栓形成による止血（局所的な脱落膜の止血因子や全身性の凝固因子の放出が、胎盤床に血液を供給していた損傷血管に血栓を形成し、血流を減少させる）である。

　妊娠後期では、子宮動脈の血流量は500〜700 mL/分（非妊娠状態では60 mL/分）であり、心拍出量の約15%を占めるため、これらの正常な2つの機序があいまって止血される＝生理的メカニズムの異常は大量出血につながる可能性が高い。これら2つの生理的機序がそれぞれ正常に機能しているかどうかを評価し、異常を認めた場合にはその異常に対する対応が不可欠である。

　物理的止血の異常であれば、子宮収縮薬の投与、双手圧迫やバルーンタンポナーデを施行する。具体的な薬剤投与量やバルーン拡張の程度は状況によるが、施設ごとに初期投与量や子宮収縮が改善しない場合の二次的投与量を定めておくなど、工夫が可能である（例：ルーティンで細胞外液500 mL にオキシトシン5単位を混注し200 mL/時で投与。PPH の診断では細胞外液500 mL にオキシトシン10単位を混注し全開で投与など）。凝血塊を伴わない出血など、局所血栓形成不良が示唆される場合には、産科 DIC を念頭にフィブリノゲン製剤など輸血による補充を検討する。2024年6月に産科 DIC 診断基準が改訂されたので参照されたい[5]。

弛緩出血リスクアセスメントと情報共有

　分娩に備え、あらかじめ PPH のリスクを抽出することが重要である。PPH の既往（特に PPH で輸血歴がある場合）と遷延分娩は、弛緩出血の最も確立された危険因子である[6]。その他の危険因子には、絨毛膜羊膜炎、硫酸マグネシウム水和物の治療的使用、陣痛誘発または陣痛促進、子宮筋腫、多胎妊娠、巨大児、妊娠中の羊水過多による子宮筋の過伸展などがある。

　また、網羅的なゲノム解析により PPH に関与するとされる5つの遺伝子座の同定もされており、これらのリスク因子を認める場合には PPH を来す可能性を考慮し、十分な準備を行い分娩に臨む。ハイリスクと評価された場合には積極的な対応策を講じ、リスクに応じた適切な施設（例えば、前置癒着胎盤症例では、新生児科医、麻酔科医、IVR 可能な放射線科医が常勤している施設）での出産を計画する。

弛緩出血対応プロトコールの作成

　PPH による死亡のほぼ90%は出産後4時間以内に起こる[7]。そのため、PPH を適時に認識し、産婦が非代償性ショックの状態になる前に原因を迅速に特定し、適切な治療を開始することは、産

ペリネイタルケア 2025 新春増刊　159

婦の死亡を防ぐためにきわめて重要である。経験豊富な臨床医が率いる集学的チームによる早期の介入は、ショックや低体温、アシドーシス、凝固異常の致死的3徴候の発症を減少させる可能性がある。

　分娩対応を行う病棟スタッフ内でPPHプロトコールを作成し、周知教育したうえでシミュレーションを繰り返し行い訓練する。プロトコールは、弛緩出血を含むPPH患者の評価、モニタリング、全身管理医との連携、治療に対する標準化されたアプローチを提供する。また、併せて輸血のプロトコールとアルゴリズムを作成し、関係する多部署で定期的にPPHおよび大量輸血プロトコール作動について定期的にシミュレーションを行うことが勧められる。

　日本ではJ-MELSやALSO、PC3などのシミュレーション教育があるが、いずれのシミュレーションプログラムにおいても、関係する多職種の個々の意識付けを大切にし、医療従事者がチームとして機能するにはどうしたらよいかといったチームビルディングの要素が多く組み込まれている。

📖 引用・参考文献

1) Gilbert CM, et al. Clinical interventions are more accurate than quantitative measurements for defining hemorrhage with dilation and evacuation. Contraception. 2023；120：109914.

2) Lagrew D, et al. Improving Health Care Response to Obstetric Hemorrhage. A California Maternal Quality Care Collaborative Toolkit. 2022.

3) American College of Surgeons. ATLS® Advanced Trauma Life Support® Student Course Manual. American College of Surgeons. 1997.

4) 日本産科婦人科学会ほか合同声明. 産科危機的出血への対応指針 2022. https://www.jsog.or.jp/activity/pdf/shusanki_taioushishin2022.pdf [最終閲覧日 2024. 9. 23]

5) 日本産婦人科・新生児血液学会. 産科DIC基準. http://www.jsognh.jp/dic/ [最終閲覧日 2024. 9. 23]

6) van den Akker T, et al. Prevalence, Indications, Risk Indicators, and Outcomes of Emergency Peripartum Hysterectomy Worldwide: A Systematic Review and Meta-analysis. Obstet Gynecol. 2016；128（6）：1281-94.

7) Madar H, et al. Comparison of quantitative and calculated postpartum blood loss after vaginal delivery. Am J Obstet Gynecol MFM. 2023；5（9）：101065.

（永井立平）

CHAPTER

13

前置胎盤・癒着胎盤

診 断

　前置胎盤が疑われるという診断は妊娠中期に行われることが多い。これは『産婦人科診療ガイドライン　産科編 2023』（以下、ガイドライン）の CQ301 にあるように[1]、子宮頸管長を妊娠 18～24 週頃に経腟超音波検査によりスクリーニングとして測定するためである。このときに子宮口が完全に胎盤に覆われているようであれば、その後も全前置胎盤として妊娠が経過する可能性がきわめて高い。しかし、一見子宮口が覆われているように見えるものの、胎盤が頸管に付着せず浮いているように見える場合は低置胎盤である可能性もある。

　ガイドラインの CQ304 において[2]、前置胎盤で自院では緊急時の対応が困難と判断される場合には、遅くとも妊娠 32 週末までに高次医療施設への搬送を完了するように求められているため、妊娠 28～30 週頃には再度経腟超音波検査で胎盤と子宮頸管の位置関係を確認し、前置胎盤であるか低置胎盤であるか診断しておく。この時期に低置胎盤であったとしても、その後も子宮下節の展退に伴い胎盤の辺縁は内子宮口からさらに遠ざかるため、ガイドラインの CQ305 にあるように[3]、分娩様式の決定や分娩中の異常出血の問題などに対応するための方針の決定は子宮口開大前の妊娠 36～37 週時の超音波所見を目安に行う。さらにはこのときに前置血管の存在の有無も確認しておく。

評 価

　前置胎盤でも低置胎盤でも、癒着胎盤の可能性を検討する必要がある。特に帝王切開術既往における前壁付着の胎盤は癒着胎盤のリスクとして広く知られているが、ほかにもリスクとして表1のようなものが挙げられるため[4～13]、注意が必要である。

　癒着胎盤の最終的な診断には病理学的検査が必要となるが、近年では必ずしも子宮全摘を行わないことが増えたことや手術前から分類して方針決定を行っていく必要性があることから、臨床的な分類も重要となっている。癒着胎盤は臨床的に FIGO により提唱された placenta accreta spectrum（PAS）により、①単純癒着胎盤、②侵入胎盤、③穿通胎盤の 3 つに分類される（表2）[14]。画像診

ペリネイタルケア 2025 新春増刊　　161

■ 表1　癒着胎盤のリスク因子

- 子宮手術の既往（子宮内掻爬術、アッシャーマン症候群）[2]
- 帝王切開術既往[3]
- 前置胎盤を伴う既往帝王切開術既往[4]
- 瘢痕部胎盤付着[5]
- 子宮筋腫核出術[6]
- 子宮腺筋症[7]
- 凍結胚移植[8]
- ホルモン補充周期妊娠[9]
- 喫煙[10]
- 子宮動脈塞栓術後[11]

（文献4〜13より作成）

断や開腹所見から子宮摘出を行わずともこの分類を予測することが、分娩前の出血に対する準備や出血量の予測を行ううえでは重要となる。

　癒着胎盤に対する画像評価法として、超音波検査は簡易で有用な方法である。胎盤が直接子宮筋層に接し基底脱落膜が欠損することで、超音波断層像にて子宮筋層の菲薄化や不整、低輝度領域（clear zone）の途絶や消失、子宮外方向に突出する像（bulging）を認める。またカラードプラでは、癒着している部位の血流の増加と胎盤内の拡張した血管（placental lacunae）を認める。Shihらは膀胱子宮窩と膀胱粘膜に平行する血管とその間を結ぶ血管を"rail sign"と呼称し、侵入胎盤以上のPASや出血量の増加などの予測に有用であると報告している[15]。

　簡便性は超音波検査には劣るが、MRI検査を使用した評価も有用である。超音波検査と同様に子宮筋層の菲薄化やplacental lacunaeなど、超音波検査に類似した所見を得ることができる。2022年に発表されたメタアナリシスによると、PASに対する予測の正確性は、超音波検査とMRI検査で同等とされており[16]、施設ごとに選択してよいと考えるが、客観性や検査精度の安定性からも可能であれば超音波検査とMRI検査のどちらも実施しておくとよい。胎盤の付着が膀胱に近く膀胱への浸潤が疑われる場合には、膀胱鏡検査で膀胱内腔へ絨毛組織が突出しているかを確認することも有用である。

■ 治療・処置

　癒着胎盤が事前にわかっているかどうかによって実際の対応は大きく異なるが、基本的な事項として関係部署への連絡による人手の確保および輸血の確保が重要となる[17, 18]。ここでいう人手

第2部 疾患編

■ 表2 癒着胎盤の Grade 分類

Grade		臨床的基準	組織学的基準
Grade 1：単純癒着胎盤		**経腟分娩時** • オキシトシンの投与および軽い臍帯牽引でも胎盤剝離を認めない • 胎盤用手剝離によって、胎盤付着部からの大量出血を引き起こし、機械的または外科的止血処置が必要 **開腹手術時** • 経腟分娩時の所見と同様 • 肉眼的には子宮に胎盤床の明らかな膨隆はみられず、胎盤組織が子宮表面に侵入している所見もない。また、血管新生はほとんどないか、最小限にとどまる	**子宮全摘標本または部分的子宮筋層切除標本** • 顕微鏡検査では、子宮全摘標本の胎盤床サンプルにおいて、絨毛組織と子宮筋層の間に広範囲にわたって脱落膜が欠如しており、胎盤絨毛が表層の子宮筋層に直接付着していることが確認される • 娩出された胎盤組織や胎盤床のランダムな生検では組織学的診断は行えない
Grade 2：侵入胎盤		**開腹手術時** • 胎盤床の異常な肉眼所見：青紫色の着色、胎盤の膨隆 • 多量の異常血管形成（密集した血管や、子宮漿膜に沿って走る複数の血管） • 胎盤組織は子宮漿膜面までには侵入しておらず確認できない • 軽い臍帯牽引で子宮が内側に引き込まれるが、胎盤の分離はみられない（くぼみ徴候）	**子宮全摘標本または部分的子宮筋層切除標本** • 胎盤絨毛が筋線維内に入り込み、時には深部子宮血管（放射状動脈または弓状動脈）の内腔にもみられる
Grade 3：穿通胎盤	Grade 3a：子宮漿膜に限局	**開腹手術時** • 子宮漿膜表面の異常な肉眼所見（Grade 2 と同様）および胎盤組織が子宮表面に侵入している • 膀胱後壁を含むほかの臓器への浸潤はなし（膀胱と子宮の間に明確な手術面が認識される）	**子宮全摘標本** • 絨毛組織が子宮漿膜内に存在、または子宮漿膜を穿破している
	Grade 3b：膀胱への侵入	**開腹手術時** • 胎盤絨毛が膀胱に侵入しているが、ほかの臓器には侵入していない • 膀胱と子宮の間に明確な手術面が認識されない	**子宮全摘標本** • 絨毛組織が子宮漿膜を穿破し、膀胱壁組織や尿路上皮に侵入している
	Grade 3c：ほかの骨盤組織・臓器への侵入	**開腹手術時** • 胎盤絨毛が子宮広間膜、腟壁、骨盤側壁またはほかの骨盤臓器に侵入している（膀胱への侵入がある場合もない場合もある）	**子宮全摘標本** • 絨毛組織が子宮漿膜を穿破し、骨盤の組織や他臓器に侵入している（膀胱への侵入がある場合もない場合もある）

（文献 14 より改変）

手術前	☐ 癒着胎盤の程度の評価
	☐ 事前に輸血スタンバイを行う
	☐ 麻酔科、小児科、泌尿器科、放射線科、輸血部、臨床工学技士などに手術日程や場所を連絡
手術室	☐ ①**回収式自己血輸血**システムスタンバイ
	☐ ②手術当日朝に放射線科医により**大動脈閉塞バルーン挿入**
	☐ ③全身麻酔導入後に泌尿器科医により**尿管ステント挿入**
	☐ ④NICU医師立ち会いのもと、**婦人科医と合同で手術開始**
	☐ ⑤**術中超音波**で胎盤から7cm以上距離を取り、子宮切開ラインを決定する
	☐ ⑥児を娩出し、**胎盤を剥離せず**速やかに子宮切開創を閉創する
	☐ ⑦**子宮全摘出術**へ移行する
出血への その他の工夫	☐ 内子宮口付近の高さにネラトンカテーテルを用いた**ターニケット法**
	☐ **子宮内バルーンタンポナーデやタオルガーゼ圧迫**
	☐ **子宮圧迫縫合**
	☐ **止血困難である場合はdamage control surgeryのみを行い、いったん閉腹**
	☐ **子宮動脈塞栓術**

■ **図 癒着胎盤の緊急手術におけるチェックリスト**

とは単に産科医や看護師／助産師のみを指すのではなく、骨盤の手術に習熟した婦人科医、全身麻酔から出生した児にも対応可能な新生児科医、大量出血にも対応可能な麻酔科医や救命医、尿管ステントや膀胱損傷などに対応可能な泌尿器科医、緊急の血管閉塞が可能な放射線科医、迅速で大量の輸血にも対応可能な輸血部の臨床検査技師、必要時には自己回収式の輸血装置も使用可能な臨床工学技士などさまざまな職種が必要となる（**図**）。

第2部　疾患編

おわりに

　The Society for Maternal-Fetal Medicine は癒着胎盤の緊急手術に備えて、術前準備・チーム編成に関わるチェックリストや緊急手術になった際のチェックリストを作成している[19]。癒着胎盤は発症頻度が少なく、準備や手技に熟達するのに時間を要するため、このようなチェックリストを活用しながら、各施設で関連部署とともに独自のプロトコールを作成しておくのもよいと思われる。有事の際を想定し、日頃から前置胎盤・癒着胎盤を念頭に置いて検査を行い、止血法習得のトレーニングを行うことが重要である。

引用・参考文献

1) 日本産科婦人科学会／日本産婦人科医会編・監修．"CQ301 頸管無力症など，流早産ハイリスク妊婦の抽出とその対応は？"産婦人科診療ガイドライン 産科編2023．東京，日本産科婦人科学会，2023，140-5.

2) 日本産科婦人科学会／日本産婦人科医会編・監修．"CQ304 前置胎盤の診断・管理は？"．前掲書1．156-9.

3) 日本産科婦人科学会／日本産婦人科医会編・監修．"CQ305 低置胎盤の診断・管理は？"．前掲書1．160-1.

4) Baldwin HJ, et al. Antecedents of Abnormally Invasive Placenta in Primiparous Women：Risk Associated With Gynecologic Procedures. Obstet Gynecol. 2018；131（2）：227-33.

5) Sumigama S, et al. Placenta previa increta/percreta in Japan：a retrospective study of ultrasound findings, management and clinical course. J Obstet Gynaecol Res. 2007；33（5）：606-11.

6) Eshkoli T, et al. Placenta accreta：risk factors, perinatal outcomes, and consequences for subsequent births. Am J Obstet Gynecol. 2013；208（3）：219. e1-7.

7) Hasegawa J, et al. Predisposing factors for massive hemorrhage during Cesarean section in patients with placenta previa. Ultrasound Obstet Gynecol. 2009；34（1）：80-4.

8) Lin MW, et al. Risk of placenta accreta spectrum following myomectomy：a nationwide cohort study. Am J Obstet Gynecol. 2024；231（2）：255. e251-255. e10.

9) Mandelbaum RS, et al. The association between uterine adenomyosis and adverse obstetric outcomes：A propensity score-matched analysis. Acta Obstet Gynecol Scand. 2023；102（7）：833-42.

10) Ishihara O, et al. Impact of frozen-thawed single-blastocyst transfer on maternal and neonatal outcome：an analysis of 277,042 single-embryo transfer cycles from 2008 to 2010 in Japan. Fertil Steril. 2014；101（1）：128-33.

11) Saito K, et al. Endometrial preparation methods for frozen-thawed embryo transfer are associated with altered risks of hypertensive disorders of pregnancy, placenta accreta, and gestational diabetes mellitus. Hum Reprod. 2019；34（8）：1567-75.

12) Kyozuka H, et al. Risk factors for placenta accreta spectrum：findings from the Japan environment and Children's study. BMC Pregnancy Childbirth. 2019；19（1）：447.

13) Matsuzaki S, et al. A systematic review and meta-analysis of obstetric and maternal outcomes after prior uterine artery embolization. Sci Rep. 2021；11（1）：16914.

14) Jauniaux E, et al. FIGO classification for the clinical diagnosis of placenta accreta spectrum disorders. Int J Gynaecol Obstet. 2019；146（1）：20-4.

15) Shih JC, et al. The "rail sign"：an ultrasound finding in placenta accreta spectrum indicating deep villous invasion and adverse out-

前置胎盤・癒着胎盤

ペリネイタルケア 2025 新春増刊　**165**

comes. Am J Obstet Gynecol. 2021 ; 225 (3) : 292. e1-292. e17.

16) De Oliveira Carniello M, et al. Diagnosis of placenta accreta spectrum in high-risk women using ultrasonography or magnetic resonance imaging : systematic review and meta-analysis. Ultrasound Obstet Gynecol. 2022 ; 59 (4) : 428-36.

17) 正岡駿ほか. 癒着胎盤に対する止血法. 産婦人科の実際. 2023 ; 72 (11) : 1143-9.

18) 熊谷麻子ほか. 癒着胎盤が予想される妊婦が破水・胎児機能不全等で緊急手術になる場合の対応のポイント. 産科と婦人科. 2024 ; 91 (7) : 757-62.

19) Society for Maternal-Fetal Medicine, et al. Society for Maternal-Fetal Medicine Special Statement : Emergency checklist, planning worksheet, and system preparedness bundle for placenta accreta spectrum. Am J Obstet Gynecol. 2024 ; 230 (1) : B2-B11.

（竹田　純）

memo

CHAPTER
14

子宮内反症

はじめに

　子宮内反症は子宮底が反転し、子宮内腔へ不完全または完全に侵入した状態である。適切な診断、治療がなされなければ、強い疼痛、子宮収縮不良、胎盤剥離面からの出血が持続し、母体生命の危機をもたらす産科の救急疾患であることに留意する。経腟分娩後だけではなく、帝王切開分娩中にも発症する場合がある。

発生頻度

発生率としては 10,000 分娩に 2.9 例[1]や 20,000 分娩に 1 例[2]などと報告されている。

リスク因子

子宮内反症のリスクはさまざまであるが、**表1**に記載するようなリスクが単独かもしくは組み合

表1　子宮内反症の病因

外因性	内因性
• 胎盤剥離前の臍帯牽引によるもの • 不当なクレーデ胎盤圧出法（子宮が収縮していない状態で子宮底部を下方に圧迫するなど） • 癒着胎盤、臍帯過短、臍帯巻絡、急速遂娩などによる臍帯牽引	• 子宮形態異常に伴う子宮筋の弛緩 • 多胎妊娠、巨大児、羊水過多などの子宮筋が弛緩した状態での分娩
急性子宮内反症のリスク因子	
• 初産婦、経産婦の子宮内反症既往、先天疾患（マルファン症候群など） • 胎盤の子宮底部付着、癒着胎盤、臍帯過短 • 巨大児、多胎、羊水過多 • 子宮異常（形態異常、子宮筋腫合併） • 子宮収縮抑制薬投与、全身麻酔	

（文献3より転載）

ペリネイタルケア 2025 新春増刊　167

わさって起こると考えられる[3]。子宮下部・子宮頸部が弛緩している状態で子宮底部に力がかかると内反してしまうことが想像できるように、子宮収縮不全の場合は胎盤娩出には特に注意が必要である。

発症時期と臨床分類

発症時期

胎盤娩出直後に起こることが多いが、発症時期は以下の3つの型がある。

● 急性型：胎盤剥離直後～24時間以内に発症

最も多い型である。分娩直後に内反した子宮底を視認することや、そうでなくても大量出血や激しい腹痛を伴うことが特徴である。母体が短時間でショック状態に陥ることもあり、迅速な診断と治療が母体の生命を救うために非常に重要である。

● 亜急性型：胎盤剥離から24時間後～数日以内に発症

亜急性型は、急性型よりも緩徐に進行し、分娩後数時間～数日後に発症する。痛みや出血の量は急性型より少ない場合もあり、母体が長期にわたって持続的な出血や腹痛を訴えることがある。このため、診断が遅れることが多く、症状が悪化するリスクがあることに注意が必要である。

● 慢性型：分娩後数週間～数カ月後に発症

分娩後、数週間～数カ月後に発症する最もまれな型である。子宮内反が完全には起こらず、軽度の不正出血や持続する下腹部痛がみられることが多い。症状が軽いため、診断が遅れることが多い点も特徴である。

臨床分類

子宮内反症は、反転の程度によって図1のように分類される[4]。

症　状

子宮内反症は発症時期や内反の程度によってさまざまな所見を呈するが、軽度～重度の出血、下

第 2 部　疾患編

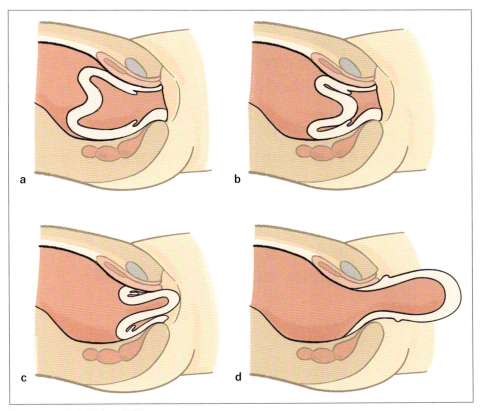

図1　子宮内反症の分類
a：第1度：反転した子宮底が子宮内にあるもの。
b：第2度：反転した子宮底が子宮口を越えるもの。
c：第3度：反転した子宮底が腟口を越えるもの。
d：第4度：子宮と腟壁が両方反転しているもの。

　腹部痛、頸管または腟から突出した暗赤色の腫瘤（子宮底）、尿閉（内反した子宮底部が骨盤出口部に嵌頓することによる）を来す。出血量が多い場合は出血性ショックを呈することがあることからも、産科の救急疾患の一つと考えられている。

評価

　通常、子宮内反症の評価は視診、内診、超音波検査で行われる。出産後に異常な出血や痛みがあった場合、子宮内反症も考慮に入れ、速やかに診断することや治療介入が求められる。

視 診

第3度、第4度の場合は、内反した子宮底が腟外に突出しているため（**図1**）、容易に視認し診断可能である。第2度の場合は腟外腟鏡診で内反した子宮底が視認できる。

内 診

内診では、通常触知できる子宮底が触れないことや腟内に異常な腫瘤を触れることで診断が可能である。

超音波検査

視診や内診で子宮内反症が疑われた場合は、超音波検査で確認を行うこともできる。子宮の底部が内反、陥凹していたり、子宮内に球状の腫瘤が認められたりすることがある。

治 療

子宮内反症は緊急対応が必要な救急疾患である。そのため人員の確保が大切である。麻酔科医・救急医が在院している施設であれば、応援要請を頼むとよい。その他の治療・管理として、再発の予防も重要である。具体的な対応を以下に記載する。

輸液・輸血の開始

大量出血を伴うことがあるため、「産科危機的出血への対応指針」に準じて対応する[5]。酸素投与を行い、なるべく太い静脈留置針で静脈路を確保し、輸液を行う。心電図・サチュレーションモニターを忘れずに装着する。凝固系を含む血液検査を実施し、状況に応じて輸血を行って循環血液量を補う必要がある。

整 復

● **子宮収縮薬の投与中止**
子宮内反症と診断したら、まず、子宮収縮薬の投与を中止する。

● **用手整復**
用手整復ができそうであれば、**図2**に示すような Johnson 法などを用いて整復することもでき

第 2 部　疾患編

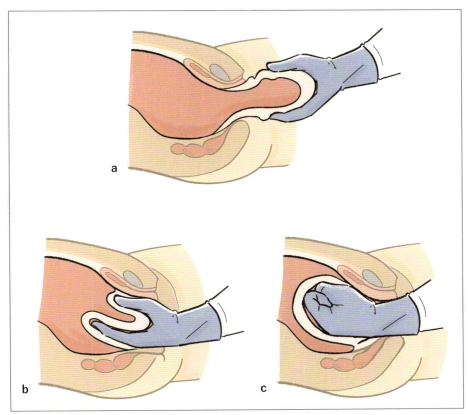

図2　Johnson法
a：内反している子宮を把持。
b：腟内を上方に向けて臍方向に沿って押し上げる。
c：後腟円蓋から臍方向に子宮底部を押し込む。

る。用手整復不成功の場合には観血的（開腹）整復術へ移行するため、全身麻酔下に十分な鎮静・疼痛を行った後に用手整復術を行うべきである。力を強く入れすぎず、徐々に整復することが重要である。胎盤が剥がれていない場合は剥がさずに行う（胎盤が剥離していない方が整復が容易であること、出血のコントロールがつきやすいことが理由である）。

整復にあたって、子宮弛緩薬を投与すると整復が行いやすい。全身麻酔でセボフルランなどの子宮筋弛緩作用もある吸入麻酔薬を利用し、そのうえで表2を参考にニトログリセリン（ミリスロール®）などの即効性のある子宮弛緩作用を有する薬剤を投与する[6]。

表2　緊急子宮弛緩の例

①ニトログリセリン：強力な子宮収縮抑制薬
　ニトログリセリンを生理食塩水で10倍希釈（50 μg/mL）して1〜2 mL/回投与。効果が不十分であれば1〜2 mL/回ずつ追加投与する。

②リトドリン塩酸塩
　即効性があり緊急時に使用しやすいが、循環器系への影響があるため注意が必要。6〜10 mgを緩徐に静注する。

③硫酸マグネシウム水和物
　循環器系への副作用が少ないため、血圧が低下した患者に対して使用可能。効果発現までの時間が長く、また半減期も長いため、整復後の子宮修復不全を来すので注意する。使用する場合には2〜4 gを5分以上かけて静脈注射する。

（文献6より抜粋）

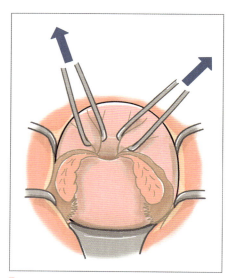

図3　Huntington法

● 外科的整復法

　徒手整復が困難な場合には、Huntington法（図3）による観血的治療が行われることがある。開脚位で開腹し、助手が経腟的に子宮を持ち上げる。術者が反転した子宮を鉗子や絹糸などを用いて、少しずつ引き出して整復する。

再発予防

　整復後は再発の予防と止血を目的にニトログリセリンなどの子宮収縮抑制薬は中止し、子宮収

縮薬の投与を行う。また、経腹的あるいは双手診で正常な子宮の状態を一定時間把持することもある。子宮内操作を行うことになるので、抗菌薬の投与なども考慮される。

予後とフォローアップ

　適切な治療が行われた場合、子宮内反症の予後は良好である。一方で、強い疼痛、大量出血やショックにより生命の危険が伴う救急疾患のため、早期の診断と対応が重要である。また、適切な治療後の再発予防や次回の分娩時の対応も必要である。

引用・参考文献

1) Coad SL, et al. Risks and consequences of puerperal uterine inversion in the United States, 2004 through 2013. Am J Obstet Gynecol. 2017；217（3）：377.e1-e6.

2) Witteveen T, et al. Puerperal uterine inversion in the Netherlands：a nationwide cohort study. Acta Obstet Gynecol Scand. 2013；92（3）：334-7.

3) 日本母体救命システム普及協議会／京都産婦人科救急診療研究会編. 産婦人科必修 母体急変時の初期対応 第3版. 大阪, メディカ出版, 2020, 368p.

4) Macones G. Puerperal uterine inversion. UpToDate. https://www.uptodate.com/contents/puerperal-uterine-inversion［最終閲覧日 2024. 9. 5］

5) 日本産科婦人科学会ほか. 産科危機的出血への対応指針 2022. https://www.jsog.or.jp/activity/pdf/shusanki_taioushishin2022.pdf［最終閲覧日 2024. 9. 5］

6) 日本産婦人科医会. 子宮内反症（Uterine inversion）. https://www.jaog.or.jp/note/3%e5%ad%90%e5%ae%ae%e5%86%85%e5%8f%8d%e7%97%87%ef%bc%88uterine-inversion%ef%bc%89/［最終閲覧日 2024. 9. 5］

（長﨑澄人）

CHAPTER 15

産道裂傷・腟壁血腫

はじめに

　産道裂傷は分娩損傷ともいわれ、経腟分娩時に生じる産道（子宮頸管、腟壁、会陰筋群、肛門括約筋、直腸）の損傷であり、主に胎児通過による物理的負荷から起こる。いうまでもないが、診断・修復するためには産道周囲の解剖学的知識の習得は必須である。分娩損傷は、分娩時の母体の出血や疼痛といった短期的な問題だけにとどまらず、長期的な骨盤底疾患の原因となり、その女性の一生の QOL に影響を与え得る。また、分娩損傷を正しく診断、修復する場（チャンス）は、分娩直後のみであり、分娩を取り扱う医療従事者はその事実を理解したうえで出産に立ち会うべきである。

　本稿では、まず産道、特に会陰の解剖を提示し、各分娩損傷の診断、治療方法、その注意点について解説する。

会陰の解剖

　会陰を構成する中心となるのが会陰体である。腟と肛門の間に位置し、各筋がここで癒合・結合している。そしてその会陰体から腟口の横を前庭球とバルトリン腺を覆うように左右の球海綿体筋が走行し、陰核と会陰膜に停止している。球海綿体筋は、腟の収縮や会陰部の支持、また陰核の血流増加・保持に寄与する。浅会陰横筋は坐骨結節の内側前方から生じ、左右が会陰体で結合し、サスペンダーの役割を担っている（図1）。

　肛門括約筋は、外肛門括約筋（external anal sphincter；EAS）と内肛門括約筋（internal anal sphincter；IAS）とで異なり、EAS は骨格筋繊維で構成され、構造的には、皮下部・浅部・深部の3つに細分される。浅部前方は会陰体に癒合し、深部は肛門挙筋の繊維とつながる。赤色で、その全長は2.5〜3 cm で女性は前方が短く、随意収縮により肛門の禁制を制御する。IAS は平滑筋で、淡いピンクから白色で肛門粘膜に近接し、安静時肛門内圧維持の 70％を担っている（図2）。

174　ペリネイタルケア 2025 新春増刊

第 2 部　疾患編

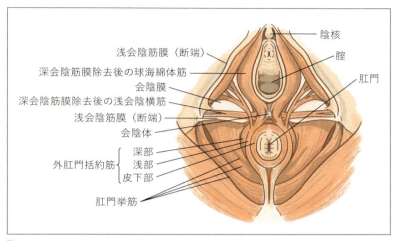

■ 図1　会陰の解剖

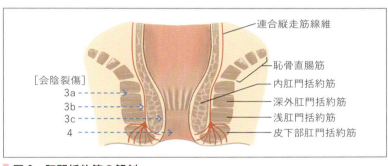

■ 図2　肛門括約筋の解剖

腟壁・会陰裂傷

会陰裂傷は図3に示すように、1〜4度で評価される。

1度裂傷

1度裂傷は、腟粘膜の裂傷もしくは会陰皮膚から皮下組織に及ぶ裂傷、もしくはその両方を指す。ごく表層のみで止血が得られていれば縫合を要さないケースもある。

2度裂傷

2度裂傷は、会陰筋群や会陰体の裂傷と定義され、2度裂傷で損傷する筋は主に球海綿体筋と浅

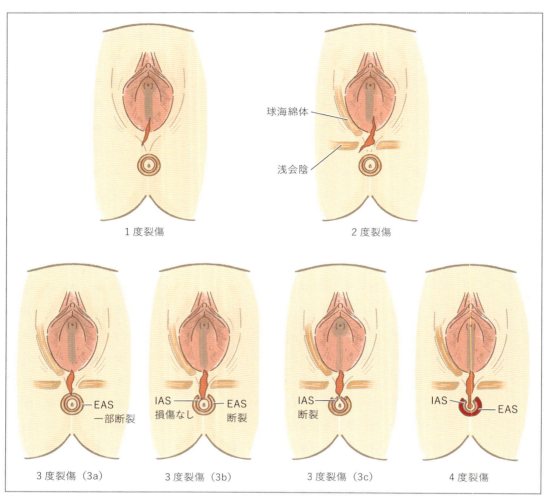

図3 会陰裂傷の分類

会陰横筋である。これらの会陰筋群の損傷は分娩時には非常にわかりづらい。重要なことは、本来そこに存在するはずの会陰筋の走行を理解しておくことである。そして断裂した会陰筋は収縮して皮下に隠れていることが多く、それら断裂した会陰筋を皮下から拾うような意識で修復する必要がある。ただ見えている創部を合わせるだけの縫合では、陥凹した会陰体となってしまう（図4）。

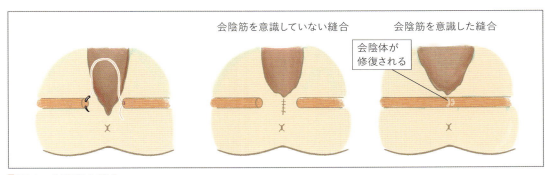

図4 会陰筋の縫合

3度裂傷

　3度裂傷は、OASIS（obstetric anal sphincter injuries）と略され、初産婦の6%程度に生じるといわれており[1]、EAS・IASの損傷をそれぞれ細分化して診断する[2]。その理由は、前述した通りEASとIASはまったく異なる筋肉であり、またその損傷の程度によって症状の出現頻度が異なるからである[3]。

　3度裂傷のうち3aにEASの50%未満の厚さまで及ぶ裂傷、3bはEASの50%以上から完全断裂に至った裂傷、3cはIASまで及ぶ裂傷である。診断の基本は、視診と直腸診である。創部に見える筋肉が赤い骨格筋で、損傷がなければ2度裂傷、裂けているようであれば3aもしくは3bである。もし、白色のIASが見えているのであれば、EAS完全断裂、つまり3bである。そして白色が左右に裂け、薄い肛門粘膜が見えていれば3cとなる。

　直腸診は、OASISの評価には必須であり、直腸診なくしてOASISを評価することは許されない。まず、正常なEASの長さ（2.5～3cm）が、自身の示指のどこまでかを確認しておき（内診と同様である）、示指を直腸に母指を腟側に当て括約筋を挟むように8時方向から12時、そして4時方向まで括約筋をなぞっていき断裂していないか確認する（pill rolling action）（図5）。

　その際に段差や急な厚さの変化があれば間違いなく括約筋損傷である。そしてその損傷程度で、3aから3cかを診断する。また、括約筋に損傷がなくても、直腸と腟壁が最も距離として短くなる肛門側から頭側4～5cmの部位に、直腸粘膜の損傷（rectal buttonhole tear）を生じることがあるので、この有無を確実に確認する（図6）。

4度裂傷

　4度裂傷は、3度裂傷に加え直腸粘膜まで裂傷が及んだ状態である。余談ではあるが、rectal buttonhole

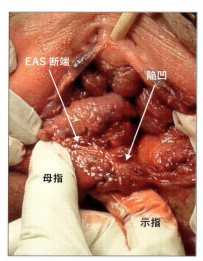
図5 pill rolling action

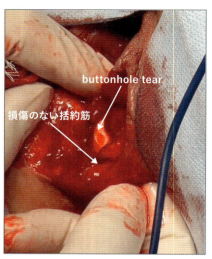
図6 rectal buttonhole tear

は括約筋の損傷ではないので正確にはこの4度裂傷には含まれない。

3度・4度裂傷の修復

3度・4度裂傷の修復について英国産科婦人科学会（RCOG）のガイドラインを元に述べる[4]。まず、修復場所は手術室、そして全身麻酔下もしくは腰椎麻酔や硬膜外麻酔下での修復が推奨されている。もちろん施設の環境や条件によっても異なるが、適切な照明、体位、そして鎮痛が得られた条件での修復がベストである。分娩室の評価で不明瞭であった括約筋が、手術室での良い視野で十分に筋弛緩が効いた条件で観察すると容易に確認できる経験はよくある。そして、修復前に広域なスペクトラムを持つ抗菌薬を投与することで創部感染が減少する。

● EASの修復方法

実際の修復方法であるが、EASの修復から述べる。EASの損傷の程度で修復方法が異なる。EASが3aや3bの一部である場合は、端々吻合を単結紮もしくは水平マットレス縫合（図7）にて行う。

単結紮の場合は、裂傷部位を頭側、尾側、腹側と立体的に行うことが重要である。また、3bのうちEASの完全断裂、3cそして4度裂傷は端々吻合もしくはoverlap吻合を行う。完全断裂の場合は特に、EASは緊張性収縮を起こし皮下に引っ込んでいるので、それを把持し牽引する必要がある。そしてoverlap吻合の際は、EAS周囲の結合組織を剝離し、1.5cm程度重ねて修復する（図8）。

いずれの場合も、EASを把持する場合は、ペアンやコッヘルではなく、アリスなどの把持鉗子を

第2部　疾患編

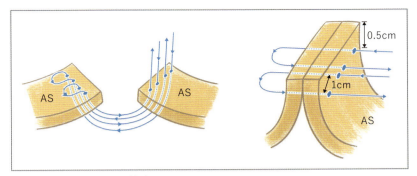

図7　水平マットレス縫合

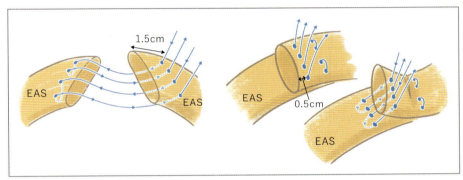

図8　overlap吻合

使用する。把持するものが筋肉であることを考えると当然である。縫合糸は3-0 polydioxanone が推奨されている。

● IAS の修復方法

　IAS の修復は、単結紮か水平マットレスを用いた端々吻合を行う。IAS の修復により当然肛門失禁率の改善が得られるため[5]、重要な手技である。縫合糸は3-0 polyglactin もしくは3-0 polydioxanone が推奨される。

　肛門粘膜は、3-0 の polyglactin や poliglecaprone での修復が推奨され、一般的に単結紮もしくは連続縫合が行われているが、こちらに関してはそれらを比較した研究はない。

　修復後は、少なくとも10日間は緩下剤を使用することで、硬い便が通過することによる創部の修復の障害をなるべく避けることができ、また排便時の痛みの減少につながる。また、OASIS は産後尿閉のリスクファクターであることから、OASIS 修復後は12～24時間の膀胱カテーテル留置を行う。バルーン抜去後には排尿の確認を行い、残尿が多い場合は適宜導尿を行うことにより膀胱の

産道裂傷・腟壁血腫

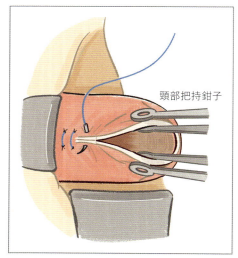
図9　子宮頸管裂傷の修復方法

過伸展を避ける。そして、OASIS後は、創部離開や肛門失禁を呈する頻度が高くなるため、産褥12週間程度は創部と症状をフォローする。

子宮頸管裂傷

　頸管裂傷は、経腟分娩時に子宮頸管に生じる裂傷である。分娩が急速に進んだ際、器械分娩を行った際、また子宮口が全開大する前の努責によって生じることが多い。分娩直後、示指と中指で頸管を触診することで診断する（Gruber法）こともできるが、実際に全周性に目視で確認することが確実である。1つの視野で全周の確認は難しく、0時から時計回りにガーゼなどで反対側を圧排しながら確認する。特に3時・9時が起こりやすい。確認できない場合は、2本の頸部把持鉗子を用いて、持ち替えながら全周を確認する。この際、大きな腟鏡を用いると視野は格段に良くなる。
　また、頸管裂傷を見逃すとその後の会陰裂傷の診断や修復の妨げとなり、不要な出血増加につながるため、会陰の評価の前に必ずルーチンで行うことを勧める。

修復方法

　修復方法としては、頸部把持鉗子で裂傷の生じた箇所のそれぞれを把持し、裂傷断端の1cm程度奥を吸収糸で必ず縫合し、そこから手前に単結紮を続けて数針行う（図9）。最深部を運針することが困難であれば、その手前を1針縫合し、その縫合糸を牽引して最深部を確実に縫合する。

第 2 部　疾患編

　また、子宮頸部が腟腔奥で観察しづらい場合は、助手に子宮底部を押し下げてもらうのも一つの工夫である。

産褥血腫

　産褥血腫は、300～1,500 分娩に 1 例程度と比較的まれではあるが、強い痛みを生じ、特に大量出血からショックを呈することもある。発症部位により、肛門挙筋の頭側か尾側かで分類することもあるが、一般的には触診や視診により、①外陰、②腟壁（坐骨直腸窩）、③後腹膜血腫に分類することが多い。

外陰血腫

　外陰血腫は、主に陰部動脈枝の損傷により生じる。尿生殖隔膜下に形成され、スペースが限られるためショックを呈する頻度は少ないが、急速な進展・拡大により強い疼痛を訴える。触診で外陰部に腫瘤・硬結を触知する。診断は比較的容易である。サイズと症状により軽症であれば保存的にみることができるが、症状が強い場合は手術室での血腫除去術を検討する。血腫除去の際は責任血管を同定できないこともあり、減張とその後の圧迫が重要である。

腟壁血腫

　腟壁血腫は、主に子宮動脈下行枝や腟動脈の損傷により生じ、周囲のスペースが広いことから出血量は比較的多くなる。器械分娩の際に多く、腟壁の急速な伸展により動脈が破綻して生じる。その場合は、創部とは対側に発生することもあるので注意が必要である。腟壁や直腸内へ突出する腫瘤を触知する。

後腹膜血腫

　頭側の血腫は後腹膜血腫へと進展することがある。この場合は疼痛や外出血が軽度であるにもかかわらず、後腹膜腔へ進展した出血によりショックを呈する。触診のみによる診断は難しいため、早期に造影 CT 検査を検討する。頭側の増大傾向のある腟壁血腫と後腹膜血腫の治療は、血腫除去術での止血は困難で、動脈塞栓術が第一選択と考える。

産道裂傷・腟壁血腫

最後に

　わが国の出産年齢は年々上昇しており、また無痛分娩の頻度も増加傾向である。そのため、今後ますます OASIS 頻度の上昇が予想される。忘れてはならないのは、OASIS の診断・修復を行えるチャンスは分娩直後のみであり、そこでの対応の結果が女性の一生の QOL に直結する可能性があることである。OASIS の診断・治療は苦手意識のある人も多いと思うが、解剖学的知識の習得と、直腸診による診察を日々確実に行うことでその診断・修復技術は確実に上昇する[6]。

引用・参考文献

1) Jha S, et al. Risk factors for recurrent obstetric anal sphincter injury (rOASI)：a systematic review and meta-analysis. Int Urogynecol J. 2016；27（6）：849-57.

2) Sultan AH. Editorial：obstetric perineal injury and anal incontinence. AVMA Med Legal J（Clinical Risk）. 1999；5（6）：193-6.

3) Okeahialam NA, et al. The incidence of anal incontinence following obstetric anal sphincter injury graded using the Sultan classification：a network meta-analysis. Am J Obstet Gynecol. 2023；228（6）：675-88.

4) Royal College of Obstetricians and Gynaecologists. Management of third and fourth degree perineal tears. MIDIRS. 2015；2：9.

5) Lindqvist PG, et al. A modified surgical approach to women with obstetric anal sphincter tears by separate suturing of external and internal anal sphincter. A modified approach to obstetric anal sphincter injury. BMC Pregnancy Childbirth. 2010；10：51.

6) Gurol-Urganci I, et al. Third- and fourth-degree perineal tears among primiparous women in England between 2000 and 2012：time trends and risk factors. BJOG. 2013；120（12）：1516-25.

（岡田義之）

CHAPTER

16

RPOC

診断

RPOC とは retained products of conception の略語で、「アールポック」と呼ぶ。流産・分娩後に子宮内に残存した胎盤、胎児付属物を包括したもので、胎盤遺残や胎盤ポリープなどを含む使い勝手の良い単語である。RPOC はわが国においては急激に使われ出した言語であるが、欧米においては昔から使用されている。日本産科婦人科学会の用語集には未収載で、RPOC の概念は施設や医師によって統一されていない。

例えば、分娩後に胎盤が残存した状態は胎盤遺残とし、流産後に子宮内に残存した超音波カラードプラ陽性像だけを RPOC と呼ぶ施設もある。今後、同学会が主体となり、わが国においての定義が決定される予定である。

RPOC は妊娠時期にかかわらず発生し、大きく分けて流産後に生じる RPOC と分娩後に生じる RPOC とがある。流産後 RPOC の方が分娩後 RPOC に比較して発生頻度が高く、流産後 RPOC 1.5〜29%[1〜5]、分娩後 RPOC 1%[6]である。

流産後 RPOC と分娩後 RPOC の特徴

RPOC はあらゆる患者、あらゆる週数の流産・分娩後に生じ得るが、RPOC を生じる流産・分娩の特徴を知ることは重要である。

まず、流産後 RPOC については自然流産、人工流産どちらが RPOC を発生しやすいということはないようである。自然排出、子宮内容除去術後どちらも RPOC を生じ得る。RPOC を発生させる流産においては、流産時出血量が多めになる傾向がある[3]。また、子宮内容除去時に遺残がないか経腟超音波で確認しながら施行した方が RPOC の発生が少ない[7]。

一方、分娩後 RPOC においては、生殖補助医療後の妊娠に多く発生する。わが国の全国の周産期母子医療センターに郵送調査法による分娩後 RPOC に関するアンケート調査を実施した[8]。妊娠様式について 323 例の RPOC のうち生殖補助医療の妊娠は 43%で、自然妊娠は 50%であった。分娩時期については 87%が正期産であり、周産期母子医療センターベースの研究であることを考慮しても早産例において RPOC が多いとはいえない。分娩後 RPOC のアンケート調査では、43%が

ペリネイタルケア 2025 新春増刊　183

生殖補助医療を用いた妊娠例であった[8]。

分娩時の特徴

次に、分娩時の特徴としてRPOC形成例は胎盤剥離困難例に多い。前述のアンケート調査でも胎盤剥離を要した症例は57％にも達した。胎盤が自然に剥離せず、用手剥離を要することが多い。妊娠22週以降の単胎36,454分娩をもとに胎盤用手剥離の危険因子を後方視的に検討すると[9]、調整オッズ比が最も高かったのは生殖補助医療による妊娠で6.67（95％CI：2.42～18.36）であった。続いて、分娩第3期延長（調整オッズ比1.22、95％CI：1.04～1.42）であった。

ちなみに、生殖補助医療といってもさまざまなやり方があるが、RPOCを生じやすい方法として「凍結融解胚移植」「ホルモン補充周期」「アシステッドハッチング」が報告されている[10]。結局、分娩後RPOCを形成する症例は胎盤が子宮内腔面と付着または癒着していることがほとんどで、このため胎盤が剥離しづらく、癒着度合いがひどければひどいほど、分娩時の出血も多量で、RPOCが形成されやすくなるのであろう。

診断方法と診断基準

診断に関しては通常、経腟超音波断層法で診断する。明確な診断基準はないが、子宮内の「内腔厚10mm以上」「高輝度病変」「カラードプラ陽性」のいずれかをもってRPOCを疑い、複数そろっているとRPOCである可能性は高くなる。中でも子宮内のカラードプラ陽性所見は、RPOCを疑う最も有用な所見である。しかし、超音波機器の設定で容易に見え方は変化するし、子宮内カラードプラ陽性所見はRPOC以外の子宮動脈仮性動脈瘤でもみられるので、これだけで診断できるというものでもない。

RPOCにおいて最も興味深いのは、RPOCにおいて生じる一時的血流増加現象である。つまり子宮内の妊娠付属物がほぼ排出されたはずなのに、「不要」な残存子宮内組織に妊娠中より血流が入り込む現象が起こる。この現象は、分娩後RPOCより流産後RPOCにおいて高率に観察される。流産方法については、自然流産後でも人為的な子宮内容除去後でもこの現象は生じる。血流増加が生じている最中にRPOCに注ぐ血流を反映して周辺の子宮筋層が増加し、カラードプラ上子宮筋層が陽性になる。この所見をEMV（enhanced myometrial vascularity）という（図）。RPOC内の組織が大きいほどEMVの所見は「派手」になることが多い。EMVは血流角度に注意する必要があるが、利点としては速度測定が可能である、つまり定量的な計測ができることである。

RPOCを流産・分娩後すぐに診断することは困難である。前述のように流産・分娩直後は最も参考になる子宮内のドプラ陽性所見は現れない。特に分娩後RPOCにおいて、当初、子宮内腔は凝

第 2 部　疾患編

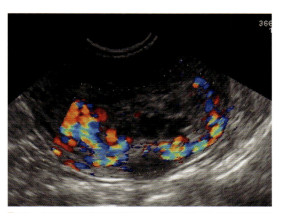

図　経腟超音波断層法における EMV を伴う流産後 RPOC
子宮内腔は肥厚しており、フローは RPOC より子宮筋層 EMV の方が目立つ例である。

血塊で満たされるため内腔は一様に厚く描出され、カラードプラ法も陽性にならないので、画像所見での発見は困難である。

　分娩後 RPOC を分娩直後に疑う所見は「胎盤娩出困難」と「胎盤の肉眼的欠損」しかなく、意外とこれも難しい。事実、分娩時に気づかれたのは全体の 45％にすぎず、退院診察時や 1 カ月健診時に発見された例がそれぞれ 14％、22％を占めた[8]。生化学的な検査として診断の補助になる可能性があるのは血清 hCG である。妊娠組織の残存があれば、hCG が陽性になる。ただし、流産・分娩後は RPOC が存在しなくとも、しばらくは陽性を示し、数値に伴う管理方針に関するエビデンスは乏しいため、診断・治療方針決定には用いられない。hCG 陰性の RPOC 例もある。

評価

　RPOC を有した場合、緊急治療が必要な状況として「感染」と「多量出血」とがある。中でも多量出血は比較的頻繁に発生し、出血性ショックを来すほど出血する例もあるため注意が必要である。

　追加治療が必要な FPOC は「RPOC サイズが大きい」「RPOC 内血流豊富（カラードプラ陽性）」「生殖補助医療妊娠」である。初期流産後 RPOC に関しては、追加治療が必要となる RPOC の特徴についてほとんど明らかになっていない。

治療・処置

RPOC 形成を確認した場合、基本的には自然経過観察する。流産後 RPOC においては、出血による救急受診が必要になることはあるが、その出血量は多くはなく、追加治療を要さず、ほとんど自然軽快する。実際、当院において、ここ 4 年の初期流産のうち、追加治療（子宮動脈塞栓、輸血）が必要になった例は 1 例だけであった。

一方、分娩後 RPOC を自然観察すると、追加治療必要例は多い。妊娠中期以降の RPOC の後方視的研究においては、介入タイミングが早い可能性は否定できないものの、59 例中 36 例（61%）が追加治療を要したという報告がある[11]。追加治療は前述のように「RPOC サイズが大きい（長径 4 cm 以上）例」「カラードプラ陽性例」「生殖補助医療妊娠例」に多い[11]。どのくらい経過すれば、出血イベントを起こさなくなるかということであるが、カラードプラ所見が消失すれば安心できる。中期流産後の RPOC カラードプラ陽性（EMV 陽性）75 例（24%）のうち、自然観察すると流産からカラードプラ陽性所見消失まで 68.6±32.2 日（mean±SD）を要し、150 日以内には全例でフローが消失したという報告は参考になる[5]。

多量出血した場合の治療法

多量出血した場合は子宮動脈塞栓か子宮内容除去か子宮全摘を要するが、このうち出血を助長させる可能性のある子宮内容除去を行うのはリスクが高い。高次医療機関では子宮動脈塞栓が検討されることがほとんどである。ただ子宮動脈塞栓も次回以降の妊娠に支障を来す可能性があり、多量出血例に限定して施行したい。

次回妊娠を早期に希望しているときや、少量の出血が持続するときなどは RPOC の切除を検討してもよい。この場合、切除方法は子宮内容除去ではなく、transcervical resection（TCR）の方が合併症は少ない。RPOC の治療については薬剤も試みられており、今後の報告が待たれる。

引用・参考文献

1) Dickinson JE, et al. Optimization of third-stage management after second-trimester medical pregnancy termination. Am J Obstet Gynecol. 2009；201（3）：303.e1-7.

2) Akiba N, et al. Ultrasonographic vascularity assessment for predicting future severe hemorrhage in retained products of conception after second-trimester abortion. J Matern Fetal Neonatal Med. 2021；34（4）：562-8.

3) Wada Y, et al. Expectant management of retained products of conception following abortion：A retrospective cohort study. Eur J Obstet Gynecol Reprod Biol. 2021；260：1-5.

第 2 部　疾患編

4) Grewal K, et al. Natural history of pregnancy-related enhanced myometrial vascularity following miscarriage. Ultrasound Obstet Gynecol. 2020 ; 55 (5) ; 676-82.

5) Mimura K, et al. Sonographic findings after induced medical abortion at 12-21 weeks of gestation : Retrospective cohort study. Contraception. 2020 ; 102 (2) ; 87-90.

6) Romero R, et al. Preterm delivery : a risk factor for retained placenta. Am J Obstet Gynecol. 1990 ; 163 (3) ; 823-5.

7) Larish MA, et al. The implementation of routine procedural transvaginal sonography to decrease retained products of conception : a quality improvement initiative. BMC Womens Health. 2021 ; 21 (1) ; 347.

8) Takahashi H, et al. Retained products of conception (RPOC) following delivery without placenta previa : Which patients with RPOC show postpartum hemorrhage? Placenta. 2022 ; 124 ; 12-7.

9) Fujita K, et al. Manual removal of the placenta and postpartum hemorrhage : A multicenter retrospective study. J Obstet Gynaecol Res. 2021 ; 47 (11) ; 3867-74.

10) Jwa SC, et al. Assisted reproductive technology-associated risk factors for retained products of conception. Fertil Steril. 2024 ; 121 (3) ; 470-9.

11) Takahashi H, et al. Conservative management of retained products of conception in the normal placental position : A retrospective observational study. Eur J Obstet Gynecol Reprod Biol. 2019 ; 240 ; 87-92.

（高橋宏典）

CHAPTER 17 周産期心筋症

診断

　心筋症の既往のない女性が、妊娠中から産後にかけて原因不明の心機能低下を発症し、心不全を合併する病態を周産期心筋症（産褥性心筋症）と称する。1970年代に初めて提唱された基準「①分娩前1カ月から分娩後5カ月以内に新たに心不全の症状が出現、②心疾患の既往がない、③ほかに心不全の原因となるものがない」[1]をもとに、心臓超音波上の左室収縮能低下や拡大所見の具体的な数値を付け加えた診断基準が頻用されているが、いまだ国際的に画一された診断基準はない。

　わが国においては、2019年に発刊された『周産期心筋症診療の手引き』において、「①妊娠中から分娩後6カ月以内に新たに心収縮機能低下・心不全＊を発症（＊心不全は必須診断項目ではない）、②ほかに心収縮機能低下・心不全＊の原因となる疾患がない、③発症まで心筋疾患の既往がない、④左室収縮能の低下（左室駆出率≦45％）」としている[2]。

危険因子

　周産期心筋症は、間接的妊産婦死亡の原因疾患の一つである。7割の症例が産褥期に診断され、

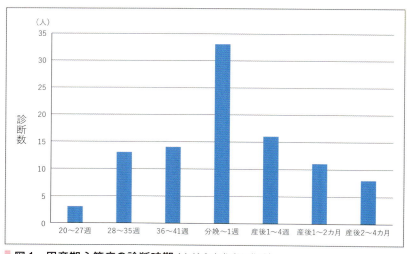

■ 図1　周産期心筋症の診断時期（文献3を参考に作成）

第 2 部　疾患編

中でも分娩から 1 週以内が最多である（**図 1**）[3]。一方、3 割の症例は妊娠中に診断され、これらの症例では母体だけでなく、子宮内胎児死亡など児の予後も不良である。危険因子として、高年齢、妊娠高血圧症候群、多胎妊娠、β 刺激薬による切迫早産治療などが挙げられる。また、遺伝子解析研究では、1～2 割の患者に拡張型心筋症関連遺伝子変異を認め、両疾患のオーバーラップが指摘されている[4]。心筋症の家族歴も危険因子の一つといえる。

● 健常妊産婦が自覚する症状と類似していることに注意

　診断時の主訴は、息切れや浮腫などの心不全症状であるが、これらの症状は、健常妊産婦も自覚する症状とよく似ている。そのため、本人が病的症状と捉えずに我慢したり、医療従事者も心不全を疑わなかったりで、心筋症の診断は遅れがちである。実際に、わが国において周産期心筋症と診断された患者の 6 割は、NYHA class Ⅳ もしくは心肺停止の状態で診断されている[3]。危険因子をもつ妊産婦が息切れ、浮腫などを強く訴える際には、周産期心筋症を鑑別診断に挙げ、必要な検査を行う。

評 価

画像検査

　診断基準に左室収縮能の低下が含まれるため、ほとんどの症例は心臓超音波検査により、周産期心筋症と診断される。**図 2** に危険因子、症状、評価検査の流れを示す。息切れ、咳、浮腫などの心不全症状の訴えや、頻脈や SpO_2 低下などのバイタルサインの異常を認める。妊娠高血圧症候群を発症している場合は血圧上昇を、心原性ショック・プレショック状態では血圧低下を認める。

　胸部エックス線では、心拡大と肺うっ血を認める（**図 3**）。妊娠後期には、横隔膜挙上と循環血漿量の増大のため、非妊娠時よりも心陰影は拡大しているが、60～65％以上であれば有意な拡大と捉えてよい。妊娠高血圧症候群単独でも、心拡大と血管透過性亢進による肺水腫を認めることがあるため、鑑別のためには、心臓超音波検査で左室収縮能の低下を確認する。

　心電図では頻脈を認め、胸部誘導における R 波減高や軽微な ST-T 変化を認める（**図 4**）。心臓超音波検査では、左心室のびまん性壁運動低下と心室内腔径の拡大を認める（**図 5**）。妊産婦では凝固能が亢進しており、ほかの心筋症よりも周産期心筋症では心内血栓の合併頻度が高い。留意して心臓超音波検査を行う。

ペリネイタルケア 2025 新春増刊　189

危険因子
- ☐ 妊娠高血圧症候群
- ☐ 多胎妊娠
- ☐ リトドリン塩酸塩点滴による切迫早産治療
- ☐ 高年齢妊娠
- ☐ 心筋症の家族歴
- ☐ 抗腫瘍治療後（心血管毒性をもつ薬剤、放射線治療）

症状
- ☐ 呼吸困難・息切れ
- ☐ 咳
- ☐ 動悸
- ☐ 全身倦怠感
- ☐ 発作性夜間呼吸困難・起座呼吸
- ☐ 浮腫
- ☐ 体重増加
- ☐ 頻脈
- ☐ ショック
- ☐ 意識障害

一般検査
- ☐ 胸部エックス線
- ☐ 心電図
- ☐ 血液検査（BNP、NT-pro BNP など）
- ☐ 検査可能な施設では心臓超音波検査

心臓超音波検査が難しい施設では、胸部エックス線上で心拡大や肺うっ血、血液検査上でBNP や NT-pro BNP の上昇を認めれば、心臓超音波検査が可能な施設に紹介し、実施してもらう。

- ☐ 心臓超音波検査

図2　周産期心筋症の危険因子、症状、評価検査の流れ
（文献2を参考に作成）

スクリーニング検査

　心不全を疑う場合、心臓超音波検査を迅速に行うことが困難な施設も多い。心不全マーカーとして汎用されている脳性ナトリウム利尿ペプチド（brain natriuretic peptide；BNP）や N 末端プロ脳性ナトリウム利尿ペプチド（N-terminal pro-brain natriuretic peptide；NT-pro BNP）は、周産期心筋症患者でも高値を示す。全国調査における周産期心筋症の診断時 BNP 値の平均は 1,258 pg/mL（基準値＜約 18 pg/mL）であり、BNP＜100 pg/mL 未満の患者はわずか 4％であった[2]。妊産婦においても、簡便な心不全スクリーニング検査として有用と考えられる。

第 2 部　疾患編

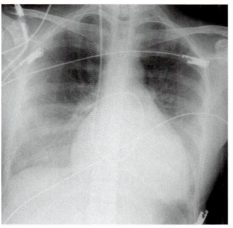

図3　診断時胸部エックス線

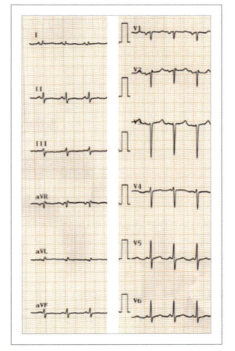

図4　診断時心電図

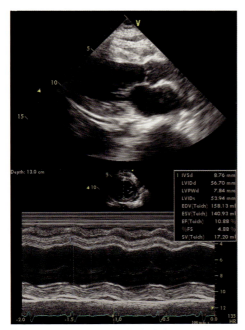

図5　診断時心臓超音波検査

　周産期心筋症は除外診断病名である。診断においては、まず、ほかの心機能低下を来す疾患（心筋梗塞や心筋炎、ほかの二次性心筋症など）を除外する。周産期心筋症では、心筋梗塞や心筋炎と異なり、有意な血中心筋逸脱酵素の上昇を認めず、心電図におけるST-T変化は軽微である。心臓超音波検査では、左室拡大の程度は軽度で、心筋壁厚が保たれていることが多い。

治療・処置

急性心不全治療

　周産期心筋症の治療については、一般的な心不全に対する治療が広く行われている。妊娠中に診断された低心機能症例では、妊娠維持が母児リスクとなるため、早期の妊娠終了が好ましい。分娩後は通常の心不全治療薬による薬物治療を行う。妊娠中の急性心不全に対する、フロセミド、ヒト心房性ナトリウム利尿ペプチド製剤（hANP）、カテコラミンの使用は可能である[5]。利尿薬の使用においては、過度の利尿による子宮循環減少、羊水過少、胎児利尿による脱水や電解質バランスの異常に注意が必要である。

抗凝固療法

　周産期心筋症の予後予測因子の一つに、心内血栓が挙げられている。周産期、特に分娩直後は凝固能が著しく亢進しているため、心内血栓のリスクも高まっている。重症低心機能症例では、通常の心不全治療に加え、抗凝固療法を実施する。一方、帝王切開による分娩後間もない時期の抗凝固療法では、術創に関連した出血性合併症のリスクも念頭に置かなければならない。

抗プロラクチン療法

　近年、乳汁分泌ホルモンのプロラクチンが周産期心筋症の発症機序に関与しているとの報告に基づき、欧州心臓病学会では、重症例（診断時左室駆出率＜30%）の症例に対するブロモクリプチンメシル酸塩による抗プロラクチン療法を推奨している[6]。

　ブロモクリプチンメシル酸塩は古くから、高プロラクチン血症などの治療や母乳分泌停止目的に使用されているドパミン受容体作動薬である。血管攣縮や血圧上昇の副作用があり、産婦への使用で脳血管障害や心筋梗塞の合併報告がなされたため、米国食品医薬品局（FDA）は、産婦への使用を認めていない。わが国においても、「妊娠高血圧症候群の患者、産褥期高血圧の患者では、産褥期におけるけいれん、脳血管障害、心臓発作、高血圧が発現するリスクが高い」ため、添付文書上使用禁忌とされている。抗プロラクチン療法適応症例の見極めが、今後の重要な課題である。現在、欧州を中心に介入試験が実施されており、その結果が待たれる。

　以上の治療をわかりやすく提示するため、欧州心臓病学会から、周産期心筋症の急性期治療として、「BOARD concept」、すなわち **B**romocriptin（プロラクチン分泌抑制薬）、**O**ral heart failure therapies（経口心不全治療薬）、**A**nticoagulation（抗凝固療法）、vaso**R**elaxing agents（血管拡張薬）、**D**iuretics

（利尿薬）の使用が推奨されている[6]。

引用・参考文献

1) Demakis JG, et al. Peripartum cardiomyopathy. Circulation. 1971；44（5）：964-8.
2) 厚生労働科学研究（難治性疾患政策研究事業）「周産期（産褥性）心筋症の，早期診断検査確立研究の継続と診断ガイドライン作成」班「特発性心筋症に関する調査研究」班編．周産期心筋症診療の手引き．東京，中外医学社，2019，120p.
3) Kamiya CA, et al. Different characteristics of peripartum cardiomyopathy between patients complicated with and without hypertensive disorders. —Results from the Japanese Nationwide survey of peripartum cardiomyopathy—. Circ J. 2011；75（8）：1975-81.
4) Ware JS, et al. Shared Genetic Predisposition in Peripartum and Dilated Cardiomyopathies. N Engl J Med. 2016；374（3）：233-41.
5) 日本循環器学会／日本産科婦人科学会合同ガイドライン．心疾患患者の妊娠・出産の適応，管理に関するガイドライン（2018年改訂版）．https://www.j-circ.or.jp/cms/wp-content/uploads/2018/06/JCS2018_akagi_ikeda.pdf［最終閲覧日 2024. 9. 8］
6) Arrigo M, et al. Bromocriptine for the treatment of peripartum cardiomyopathy：welcome on BOARD. Eur Heart J. 2017；38（35）：2680-2.

（神谷千津子）

CHAPTER

18

羊水塞栓症

診断

　羊水塞栓症は、典型例としては分娩期の突然の循環不全、呼吸不全、弛緩出血として発症し、血液検査では播種性血管内凝固症候群（DIC）を呈する。羊水中の胎児成分に対するアナフィラクトイド反応が原因と考えられているが、発症機序にはまだ不明な部分も多い。

　危険因子として、帝王切開、産道裂傷、誘発分娩、器械分娩、前置胎盤などが挙げられる。分娩10万件あたり5件とまれな発症率であるものの、死亡率は11〜44％と高い。日本においては、妊産婦死亡の原因として産科危機的出血に次いで多いと報告されている[1]。臨床診断基準を**表**に示す[2]。

評価

　日本においては、心停止や呼吸不全を主体とするものを心肺虚脱型羊水塞栓症、大量出血や播種性血管内凝固症候群を主体とするものを子宮型羊水塞栓症と細分類している。分娩期の心停止、呼吸不全の鑑別診断としては、ほかに心筋梗塞、肺血栓塞栓症、アナフィラキシーショック、子癇、場合によっては敗血症が挙げられる。

　羊水塞栓症の血清学的補助診断法として、亜鉛コプロポルフィリン、シアリルTn抗原の測定が

表　羊水塞栓症の臨床診断基準

1.　妊娠中または分娩後12時間以内の発症
2.　下記に示した症状・疾患に対して集中的な医学治療が行われた場合
　　①心停止
　　②呼吸困難
　　③播種性血管内凝固症候群
　　④分娩後2時間以内の原因不明の大量出血
3.　観察された所見や症状がほかの疾患で説明できない場合

（文献2より転載）

第 2 部　疾患編

羊水塞栓症の疑い

ただちに心肺蘇生を開始し、人員を招集する（必要に応じて、救急科、麻酔科、集中治療部への協力を要請）

- 分娩前であれば早急に児の娩出を試みる
- 発症初期は右室不全を呈する。可能であれば心臓超音波検査
  - 右室不全が確認できた場合は過剰輸液に注意する
- 発症数時間後から左室不全を呈する
  - ・昇圧薬の投与
  - ・経皮的心肺補助装置の使用
- 出血と播種性血管内凝固症候群への対応
  - ・内科的／外科的止血
  - ・輸血療法

図　羊水塞栓症への対応フローチャート（文献 3 より改変）

ある。日本では浜松医科大学産婦人科講座で測定可能である。生化学スピッツで採血後、できる限り早期に遮光し、分離血清 2〜3 mL を−20℃で保管しておく。詳細は浜松医科大学のホームページを参照していただきたい。

　確定診断のためには病理解剖が必要であり、母体死亡例においては原因究明のため強く勧められる[2]。

治療・処置

　救命のためには、早期に発症を疑い、集学的治療を開始することが重要である。実際の臨床現場では、一次施設では初期対応を行いながら母体搬送し、高次医療施設では全身管理を行いながら鑑別疾患の検索を進めることになる。「母体安全への提言 2020」に羊水塞栓症への初期対応から治療が提案されているほか[1]、米国母体胎児医学会の診療ガイドラインが 2016 年に *American Journal of Obstetrics & Gynecology* に掲載されている。ガイドラインに掲載されている対応フローチャートを図に示す[3]。

各症状に対する治療法

羊水塞栓症における特異的な治療方法は確立されておらず、ただちに人員を招集し、各症状に対する対症療法と心肺蘇生を行うのみである。

● 心停止

心停止に対してはただちに100回/分の胸骨圧迫を開始する。人工呼吸の準備により胸骨圧迫が遅れることがあってはならない。昇圧薬や除細動の使用方法は非妊婦の場合と変わらない。心肺蘇生を行いながら、心停止の原因として、循環血液量減少、低酸素血症、電解質異常、アシドーシス、低体温、低血糖がないか注意する。

● 血圧低下

血圧低下に対しては、ノルアドレナリン0.05〜3.3μg/kg/分など昇圧薬の持続静脈内投与を開始する。症例に応じて経皮的心肺補助装置の使用も考慮する。

● 低酸素血症

低酸素血症に対しては、十分な酸素投与と換気を行う。必要に応じて気管挿管と人工呼吸管理を行う。初回症状が現れてから数時間後には、心原性肺水腫を伴ってくることが多い。

● 弛緩出血

弛緩出血に対しては、まずは子宮収縮薬を使用するが、反応に乏しいことが多い。さらにバルーンタンポナーデでも止血困難な場合は、子宮動脈塞栓術、子宮圧迫縫合、子宮摘出を考慮する。その際、出血の原因として、経腟分娩後の患者の子宮、腟の裂傷を見逃さないようにしなくてはならない。

● 播種性血管内凝固症候群

播種性血管内凝固症候群に対しては、輸血、フィブリノゲン濃縮製剤、トラネキサム酸、アンチトロンビン製剤を使用する。消費性凝固障害はヘモグロビン濃度とフィブリノゲンの比（H/F ratio）での評価が報告されており、H/F ratio≧100、またはフィブリノゲン値＜150 mg/dLの場合、ただちに凝固因子の補充を行う。線溶亢進はD-dimer値≧40μg/mLで判断し、トラネキサム酸1〜2gの投与を行う。アンチトロンビン活性は70%以上を維持するように補充する[4]。

第 2 部　疾患編

● その他の症状

　その他、出血性ショックの患者に対しては異型輸血をためらわないようにする。赤血球液、新鮮凍結血漿、血小板液の投与は 1：1：1 であることが推奨され、ヘモグロビン 7 g/dL、血小板 5 万/μL を保つようにする。フィブリノゲン濃縮製剤は、容量負荷による肺水腫の予防となるほか、フィブリノゲン値を早期に上昇させて治療介入できるという意味で非常に有用である。

　前述したとおり、バルーンタンポナーデや輸血による効果が乏しい場合には、超音波や造影 CT による出血源評価と、動脈塞栓術、開腹止血術が必要となる[1~3]。

📖 引用・参考文献

1)　日本産婦人科医会. 母体安全への提言 2020 Vol. 11. https://www.jaog.or.jp/wp/wp-content/uploads/2021/04/botai_2020.pdf［最終閲覧日 2024. 9. 17］

2)　Kanayama N, et al. Amniotic fluid embolism：pathology and new strategies for management. J Obset Gynaecol Res. 2014；40（6）：1507-17.

3)　Pacheco LD, et al. Amniotic fluid embolism：diagnosis and management. Am J Obstet Gynecol. 2016；215（2）：B16-24.

4)　Oda T, et al. Consumptive Coagulopathy involving Amniotic Fluid Embolism：The Importance of Earlier Assessments for interventions in Ctitical Care. Crit Care Med. 2020；48（12）：e1251-e1259.

5)　Benson MD, Amniotic fluid embolism mortality rate. J Obstet Gynaecol Res. 2017；43（11）：1714-8.

（冨森馨予、松澤聡史、桂木真司）

羊水塞栓症

CHAPTER
19

肺血栓塞栓症

診 断

　肺血栓塞栓症（pulmonary thromboembolism；PTE）は産褥0〜1日目の発症が最も多く、次いで妊娠初期、妊娠後期の順で、発症時期に3相性のピークを認める[1]。特に帝王切開術後の初回歩行時や、妊娠悪阻による脱水ならびに長期安静時にはPTEの発症に注意が必要であり、以下に述べる症状が出現した場合にはPTEを疑って検査を行う。

　妊産褥婦のPTE初発症状としては呼吸困難、胸痛、動悸の順に多いが[1]、一般的なPTEの症状としては呼吸困難、胸痛、動悸に加え、頻呼吸や発熱、失神、咳嗽、喘鳴、冷汗、血痰などの非特異的な症状（**表1**）を示す場合もある[2]。前述した発症頻度の高い時期にこれらの症状が出現する

■ 表1　急性PTEの自覚症状

症 状	長谷川ら（224人）	肺塞栓症研究会（579人）
呼吸困難	171（76%）	399/551（72%）
胸 痛	107（48%）	233/536（43%）
発 熱	50（22%）	55/531（10%）
失 神	43（19%）	120/538（22%）
咳 嗽	35（16%）	59/529（11%）
喘 鳴	32（14%）	記載なし
冷 汗	19（8%）	130/527（25%）
血 痰	記載なし	30/529（6%）
動 悸	記載なし	113/525（22%）

（Stein M, et al. 1963, Miniati M, et al. 1999, 長谷川浩一, 他. 1993, 岡田修, 他. 2001より作表）
［日本循環器学会. 肺血栓塞栓症および深部静脈血栓症の診断、治療、予防に関するガイドライン（2017年改訂版）. https://www.j-circ.or.jp/cms/wp-content/uploads/2017/09/JCS2017_ito_h.pdf（最終閲覧日：2024年11月）］

第2部　疾患編

場合は、常に PTE の発症を念頭に置く必要がある。

　臨床症状から PTE を疑った場合には、スクリーニング検査として胸部エックス線撮影、心電図、動脈血ガス分析、血算・生化学・血液凝固検査、心臓超音波検査を行う。さらに PTE を強く疑う場合には妊娠中でも造影 CT を行う[3]。以下に各検査所見の特徴を述べる[2]。

検査所見の特徴

● 胸部エックス線所見

　特異的な所見はなく、呼吸困難を引き起こし得るその他の疾患の除外につながる。認め得る所見として、7 割に心拡大や肺動脈中枢部の拡張がみられ、3 分の 1 には肺野の透過性亢進が認められる。

● 心電図

　右軸偏位と右側前胸部誘導の陰性 T 波を認める。

● 動脈血ガス分析

　動脈血酸素分圧（PaO_2）が 80 mmHg 以下の低酸素血症、肺胞気―動脈血酸素分圧較差（$A–aDO_2$）が 20 mmHg 以上となることが多い。また、呼吸性アルカローシスを呈する場合もある。

● 血液凝固検査

　D-dimer は妊産褥婦で血栓症がない場合も高値となることが多く、D-dimer の値は参考程度にとどめる。

● 心臓超音波検査

　右室拡大、心尖部の壁運動が保たれたまま右室自由壁運動の阻害が認められる（McConnell 徴候）。

● 造影 CT

　肺動脈内に血栓が認められ、PTE と診断できる。

肺血栓塞栓症

ペリネイタルケア 2025 新春増刊　199

■表2　急性 PTE ならびに DVT に対する初期治療

■初期治療の開始前あるいは同時にすべき初期対応	
呼吸循環管理	
動脈血酸素分圧（PaO$_2$）60 mmHg 以下（SpO$_2$ 90%以下）	酸素吸入 →改善されなければ人工換気
心肺蘇生困難例、薬物療法にても呼吸循環が不安定	経皮的心肺補助装置（PCPS）導入
心拍出量低下、低血圧	ドブタミン塩酸塩、ノルアドレナリン
心拍出量低下、正常血圧	ドパミン塩酸塩、ドブタミン塩酸塩
■初期治療	
未分画ヘパリン	ただちに 5,000 単位単回静脈投与 以降、18 単位/kg 持続静注 注）APTT が対照値の 1.5〜2.5 倍となるよう調節

[日本産科婦人科学会／日本産婦人科医会. 産婦人科診療ガイドライン 産科編 2023. CQ004-3 より転載]

評 価

前述した症状が出現した場合に PTE を疑い、バイタルサイン測定（血圧、脈拍、呼吸数、SpO$_2$、心電図モニターなど）を行う[3]。バイタルサインが安定していればスクリーニング検査や造影 CT を行う。低酸素血症やショックバイタルなどを認める場合には後述する初期対応・救命を優先し、バイタルサインを安定させつつ検査ならびに PTE に対する治療を開始する。

自施設・自科で検査や治療が困難な場合には、高次医療施設や専門他科（循環器内科・外科）へ紹介・連携管理を行う。早期診断が母体救命に重要であり、初発症状出現後に 24 時間以内に PTE と診断された症例は、生存群で 88%、死亡群で 50%であった[1]。

治療・処置

PTE を疑った段階でただちに未分画ヘパリン 5,000 単位を単回静注し、バイタルサインが安定していない場合には呼吸・循環管理（**表2**）を優先して行う[3]。PaO$_2$ が 60 mmHg 以下もしくは SpO$_2$ が 90%以下の場合は酸素吸入を開始し、改善がなければ人工換気を開始する。心拍出量が低下しているが、血圧が保たれている場合にはドパミン塩酸塩やドブタミン塩酸塩を投与する。血圧が低下してくる場合にはノルアドレナリンの投与も行う。

第2部 疾患編

　薬物療法開始後も呼吸循環が安定せず、ショックや心肺停止となる場合には経皮的心肺補助装置（PCPS）を導入するが、使用できない場合には心臓マッサージを行う。PTEと診断される、もしくはPTEが否定し得ない場合は、初回投与に引き続き、未分画ヘパリン18単位/kgの持続静注を開始する。目標APTTは対照値の1.5〜2.5倍となるように調節する。

引用・参考文献

1) 妊産婦死亡症例検討評価委員会，日本産婦人科医会．母体安全への提言 2019．https://www.jaog.or.jp/wp/wp-content/uploads/2020/11/botai_2019.pdf [最終閲覧日 2024. 9. 3]

2) 合同研究班参加学会（日本循環器学会，日本医学放射線学会，日本胸部外科学会ほか）．肺血栓塞栓症および深部静脈血栓症の診断，治療，予防に関するガイドライン（2017年改訂版）．https://js-phlebology.jp/wp/wp-content/uploads/2019/03/JCS2017_ito_h.pdf [最終閲覧日 2024. 9. 3]

3) 日本産科婦人科学会／日本産婦人科医会編・監修．"CQ004-3 妊娠・産褥期に深部静脈血栓症（DVT）や肺血栓塞栓症（PTE）の発症を疑ったら？"．産婦人科診療ガイドライン 産科編 2023．東京，日本産科婦人科学会，2023，18-9．

4) Stein M, et al. Humoral factors in experimental pulmonary embolism. J Clin Invest. 1963；42：982．

5) Miniati M, et al. Accuracy of clinical assessment in the diagnosis of pulmonary embolism. Am J Respir Crit Care Med. 1999；159（3）：864-71．

6) 長谷川浩一ほか．急性肺塞栓症の早期診断と治療対策—多施設225例の臨床的解析．呼吸と循環．1993；41（8）：773-7．

7) 岡田修ほか．肺血栓塞栓症急性型と慢性肺高血圧型の診断手技と臨床病態．肺塞栓症研究会共同作業部会報告．Therapeutic Research. 2001；22（7）：1481-6．

（松澤聡史、冨森馨予、桂木真司）

CHAPTER 20 HELLP 症候群

はじめに

　HELLP 症候群は、血栓性微小血管症（thrombotic microangiopathy；TMA）の一つに分類される。TMA は、①微小血管症性溶血性貧血（Hb＜10 g/dL かつ血清 LDH の上昇、血清ハプトグロビンの著減、破砕赤血球の存在）、②消費性血小板減少（＜15 万/μL）、③微小血管内血小板血栓による臓器症状（神経症状、腎機能障害、消化器症状、心血管症状、肺症状、視覚症状）を 3 主徴とする病態である。

　妊娠関連 TMA には、HELLP 症候群を含む二次性 TMA や、血栓性血小板減少性紫斑病（thrombotic thrombopenic purpura；TTP）、非典型溶血性尿毒症症候群（atypical hemolytic uremic syndrome；aHUS）がある（図 1）[1]。

二次性 TMA と HELLP 症候群

　二次性 TMA は自己免疫性疾患や悪性腫瘍、感染症（肺炎球菌、インフルエンザウイルスなど）、

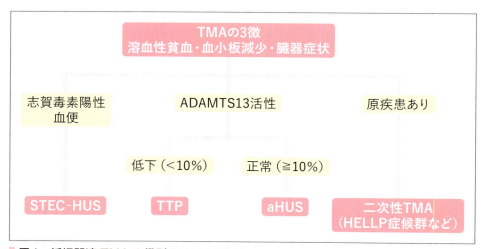

■ 図1　妊娠関連 TMA の鑑別（文献 1 より改変）

第2部　疾患編

薬剤性（抗血小板薬、免疫抑制薬）などさまざまな原疾患に引き続いて発症する。妊娠に関連する二次性 TMA として、HELLP 症候群が挙げられる。

HELLP 症候群の診断

　HELLP 症候群は、溶血（**H**emolysis）による末梢血液像の異常やビリルビン・LDH の上昇、肝機能障害による肝逸脱酵素の上昇（**E**levated **L**iver enzymes）と、血小板の減少（**L**ow **P**latelet）を特徴とする症候群である。HELLP 症候群は周産期死亡率が高く、播種性血管内凝固症候群（DIC）、胎盤早期剝離、肝破裂などにより母体死亡のリスクも高くなる。

　HELLP 症候群の診断には Sibai らの診断基準（Tennessee system classification）や Martin らの診断基準（Mississippi classification）が用いられる。妊娠高血圧腎症や加重型妊娠高血圧腎症は、HELLP 症候群への進展に注意が必要である。血液検査項目としては、TMA を念頭に置いて Hb、血小板数、AST、ALT、LDH、クレアチニン、尿酸値、アンチトロンビン活性値などのフォローアップが必要である。

　臓器障害としては、TTP では動揺性中枢神経障害が、aHUS では血液透析を要する高度の腎機能障害が特徴的であるのに対し、HELLP 症候群では肝機能障害が特徴的である。

HELLP 症候群の治療

　HELLP 症候群は、妊娠後期～産褥期の発症が多い。HELLP 症候群における血小板減少は、TTP に比して軽症の傾向がある。TTP では1～2万/μL 程度の高度の血小板減少を認めるのに対して、HELLP 症候群では入院時に5万/μL 以下の血小板減少を認めた症例は 15%のみであったとの報告がある[2]。HELLP 症候群は一般的には妊娠の終了により速やかに症状は改善するが、分娩後に重症化、遷延する例もある。

血栓性血小板減少性紫斑病（TTP）

TTP の診断

　発熱、溶血性貧血、血小板減少、腎機能障害、動揺性意識障害が TTP の古典的5徴である。von Willebrand factor（VWF）切断酵素である ADAMTS13 の活性が低下することにより発症し、血液検査所見にて ADAMTS13 活性の低下（基準：10%未満）を認めることで診断される。さらに ADAMTS13 遺伝子異常によって活性が 10%未満に低下する先天性 TTP（Upshaw-Schulman 症候

群）と、ADAMTS13 に対する自己抗体が作られ ADAMTS13 活性が低下する後天性 TTP に分類される。自己抗体産生の原因として妊娠、薬物、悪性腫瘍、膠原病などが挙げられる。TTP は広く妊娠初期〜後期に認められるが、特に妊娠 20 週以降の発症が多い。

　現在、ADAMTS13 活性の測定は保険適用となっており、妊娠中に原因不明の血小板減少と溶血性貧血を認めた場合には、ADAMTS13 活性の測定を行い、TTP を鑑別することが重要である。また、ADAMTS13 活性の測定は、TTP の診断だけでなく、血漿交換の治療効果判定にも有用である。

TTP の治療

　先天性 TTP では新鮮凍結血漿の輸注を行う。妊娠前に先天性 TTP と診断されている症例においては、計画的に新鮮凍結血漿を予防投与する。後天性 TTP の治療では血漿交換が必須である。血漿交換の目的は、①ADAMTS13 の補充、②ADAMTS13 に対する自己抗体の除去、③超高分子量 VWF 重合体の除去、④正常なサイズの VWF の補充である。

非典型溶血性尿毒症症候群（aHUS）

aHUS の診断

　aHUS は発症すると約半数の患者が腎不全に至る、予後不良な疾患である[3]。aHUS とほかの妊娠関連 TMA との鑑別は、除外診断によって行われる。つまり、STEC（Shiga toxin-producing *Escherichia coli*）-HUS、TTP、二次性 TMA のいずれにも該当しない TMA が aHUS と定義される。aHUS は TTP と異なり診断マーカーがないため、診断が困難であるが、診断・治療が遅れることで腎障害を残す可能性がある。主に分娩後に発症し、緊急透析を必要とするような急激な腎機能悪化を伴うのが特徴である。aHUS は補体関連遺伝子の異常が原因となり、補体第二経路の異常活性化により発症する。

　aHUS には、①CFH、CFI、CD46、C3、CFB、THBD、DGKE の 7 遺伝子異常例、②抗 H 因子抗体陽性例、③TMA のうち、STEC-HUS、TTP、二次性 TMA が否定的であるが[4]、上記①、②が認められない臨床的 aHUS がある。aHUS は補体異常が原因であるものの、それを証明する方法としては遺伝子解析以外に有用な方法がないため、臨床的には除外診断とならざるを得ない。また、aHUS 関連遺伝子や抗 H 因子抗体を検査したとしても、異常が明らかにならない aHUS 症例も 30〜40％存在することにも留意が必要である。

第2部　疾患編

aHUS の治療

　aHUS に対する治療は血漿交換のほか[1]、エクリズマブの投与や腎移植が挙げられる。血漿交換では、異常な補体関連蛋白や抗 H 因子抗体を除去し、正常補体関連蛋白を補充することを目的としている。血漿交換は発症後速やかに開始し、連日施行のうえで徐々に減量していくことが推奨されている。エクリズマブは補体 C5 に結合して C5 から C5a と C5b への分解を抑制し、C5a と膜侵襲複合体（membrane attack complex；MAC）の産生を抑制する、ヒト型遺伝子組み換えモノクローナル抗体製剤である。aHUS において、血漿交換療法開始後も腎機能障害が遷延する症例に対して投与を行うことで、予後の改善が見込まれる。

妊娠関連 TMA の臨床所見の比較

　TTP、aHUS、HELLP 症候群の臨床所見の比較を**表**に示す[5~7]。好発時期については、TTP は主に

表　妊娠関連 TMA の臨床所見の比較

	TTP	aHUS	HELLP 症候群
好発時期	20 週以降	分娩後	30 週以降
溶血	+++	++〜+++	+〜+++
破砕赤血球	+++	++〜+++	+〜++
LDH 上昇	+++	++〜+++	++〜+++
血小板減少	+++	++〜+++	++〜+++
腎機能障害	0〜++	++〜+++	0〜++
肝機能異常	0〜+	0〜+	++〜+++
中枢神経障害	++	+/−	+
高血圧	+/−	++	+++
ADAMTS13 活性	低下	正常	正常
治療	血漿交換	血漿交換 エクリズマブ	妊娠の終了 支持療法

（文献 5~7 を参考に作成）

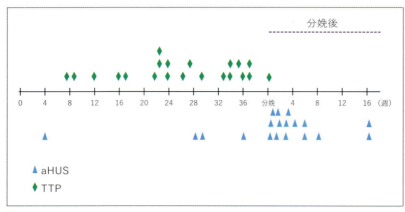

図2　TTPとaHUSの発症時期の比較（文献8より改変）

妊娠中の発症が多いが、aHUSの79%は分娩後に発症する（図2）[8]。HELLP症候群は、妊娠後期〜産褥期の発症が多い。HELLP症候群では貧血は比較的軽症であり、輸血が必要となる症例は30%程度であるとの報告があるのに対し、aHUSやTTPでは輸血を要する頻度が高い[7,9]。

また、血小板減少は、TTPに比してaHUSやHELLP症候群では軽症の傾向がある。TTPでは1〜2万/μL程度の高度の血小板減少を認めるのに対して、HELLP症候群では入院時に5万/μL以下の血小板減少を認めた症例は15%のみであったとの報告がある[2]。

臓器障害としては、TTPでは動揺性中枢神経障害が、aHUSでは血液透析を要する高度の腎機能障害が、HELLP症候群では肝機能障害が特徴的である。治療としてはTTPやaHUSではFFP輸注や血漿交換を要するのに対して、HELLP症候群は妊娠の終了に伴い自然軽快することが多い。

おわりに

妊娠関連TMAでは、急性期の適切な診断と治療が予後に直結する。一方で、日常臨床においてHELLP症候群は比較的経験するものの、TTPやaHUSは頻度が低く、いまだ産科臨床における認知度はあまり高くない。妊娠中や分娩後に、溶血性貧血に伴い急激な血小板減少や臓器障害を認めた場合、早期からaHUSやTTPも鑑別に挙げる必要がある。

また、HELLP症候群が疑われた症例においても、非典型的に臓器症状が重症化・遷延した場合には、ほかのTMAの可能性を考慮することが肝要である。

第2部　疾患編

引用・参考文献

1) 厚生労働科学研究費補助金（難治性疾患政策研究事業）「血液凝固異常症等に関する研究班」非典型溶血性尿毒症症候群（aHUS）診療ガイド改定委員会編. 非典型溶血性尿毒症症候群（aHUS）診療ガイド2023. 東京, 東京医学社, 2023, 88p

2) Martin JN Jr, Stedman CM. Imitators of preeclampsia and HELLP syndrome. Obstet Gynecol Clin North Am. 1991；18（2）：181-98.

3) Noris M, et al. Atypical hemolytic-uremic syndrome. N Engl J Med. 2009；361（17）：1676-87.

4) 松本雅則. TMA（血栓性微小血管症）とHELLP症候群. 産科と婦人科. 2019；86（2）：231-6.

5) Scully M, et al. Guidelines on the diagnosis and management of thrombotic thrombocytopenic purpura and other thrombotic micro-angiopathies. Br J Haematol. 2012；158（3）：323-35.

6) Gernsheimer T, et al. How I treat thrombocytopenia in pregnancy. Blood. 2013；121（1）：38-47.

7) Pourrat O, et al. Differentiation between severe HELLP syndrome and thrombotic microangiopathy, thrombotic thrombocytopenic purpura and other imitators. Eur J Obstet Gynecol Reprod Biol. 2015；189：68-72.

8) Fakhouri F, et al. Pregnancy-associated hemolytic uremic syndrome revisited in the era of complement gene mutations. J Am Soc Nephrol. 2010；21（5）：859-67.

9) Weinstein L. Syndrome of hemolysis, elevated liver enzymes, and low platelet count：a severe consequence of hypertension in pregnancy. Am J Obstet Gynecol. 1982；142（2）：159-67.

（池ノ上　学）

CHAPTER 21

尿路感染症

診断

尿路感染症（urinary tract infection；UTI）について考える場合、2つの観点から考えると対応しやすい。1つはその対象領域・程度から分ける方法で、①無症候性細菌尿、②急性膀胱炎、③急性腎盂腎炎に分類される。もう1つは非妊娠時の既往から、UTIの反復既往などのリスク因子の有無によって分ける方法である。診断については特に変わりはないが、以下に記載する評価、治療・処置が異なる。

無症候性細菌尿

無症候性細菌尿は妊婦の2〜7%に認められ、妊娠初期に既に存在しており、無治療で20〜35%が妊娠中に腎盂腎炎を含む症候性UTIを発症する[1]。細菌尿は、105コロニー形成単位（cfu）/mL以上の定量数で同じ細菌株が分離された連続した2回の排尿検体、または102 cfu/mL以上の定量数で1つの細菌種が分離された1回のカテーテル尿検体と定義される[2]。

初期妊婦健診時に無症候であっても尿培養を行うことで診断され、米国感染症学会ではすべての妊婦に無症候性細菌尿のスクリーニング検査を推奨している。スクリーニング陽性例への治療が推奨されており、非妊娠時のUTI既往や20歳未満の若年、未婚、喫煙、受診の遅れ、糖尿病の既往などのリスク因子がある場合（UTIハイリスク群）に対しては反復スクリーニングを行うことは妥当と考えられる。しかし、スクリーニング陰性例への再検査や治療群への再検の有効性を示したデータはなく、またUTIハイリスク群の対照集団にも明確な基準はないのが実情である。尿採取の方法にもエビデンスはないが、中間尿の採取が一般的であり、スクリーニング検査にカテーテル尿を用いることは、むしろ感染を助長するため推奨されない。

急性膀胱炎・急性腎盂腎炎

急性膀胱炎は妊婦の約1〜2%に認められ、妊娠中の急性腎盂腎炎の発生率は0.5〜2%とされる[3]。急性膀胱炎の典型的な症状は排尿困難や尿意切迫感および頻尿であり、血尿や膿尿もしばしば認める。発熱（38℃以上）や悪寒、嘔気／嘔吐、背部痛、背部叩打痛を認める場合は急性膀胱炎

208　ペリネイタルケア 2025 新春増刊

ではなく急性腎盂腎炎であり、妊娠時期が妊娠第2三半期と第3三半期の妊娠経過である場合や UTIハイリスク群にはその可能性が高いことを意識する。

急性膀胱炎、急性腎盂腎炎を疑った場合には、尿検査および尿培養を治療前に必ず実施する（尿培養は忘れがちなので注意！）。急性腎盂腎炎では膿尿を認めることが多いが、陰性でも否定はできず治療が遅れると重症化することが知られており、急性呼吸促迫症候群（ARDS）など敗血症性ショックなどの合併症を発症しやすい。早期治療的介入が必要とされるため、診断閾値を下げて経験的治療を開始することが許容される。

評 価

UTIの原因菌としては大腸菌が主要な病原体であり、およそ7割を占めるとされる[4]。その他、クレブシエラ属、エンテロバクター属、プロテウス属、B群レンサ球菌を含むグラム陽性菌が挙げられる。特に基質特異性拡張型β-ラクタマーゼ（extended-spectrum β-lactamase；ESBL）産生菌による感染症が増加しており、妊婦においても念頭に置いて対応する必要がある。むやみな広域スペクトラム抗菌薬使用は耐性菌を増加させる可能性があることを常に考慮し、治療開始前に必ず細菌培養を採取し、その結果と臨床症状からデ・エスカレーションを行う。

未治療の細菌尿は、早産・低出生体重児および周産期死亡率の増加と相関している[5]。急性膀胱炎と前述した妊娠合併症の相関関係は示されていない。急性腎盂腎炎においては、妊娠33～36週の後期早産率の増加を認めるものの、死産や新生児死亡に差は認めていない[4]。しかし、前述のように重症化しやすく、敗血症や内科的合併症を引き起こすため注意を要する。

治療・処置

抗菌薬治療

● 無症候性細菌尿

無症候性細菌尿では、分離された菌の感受性パターンに合わせた抗菌薬を使用する。一般的にはβ-ラクタム系が考慮され、ESBL産生菌に対してはホスホマイシンなどが主な選択肢となる。明確な投与期間のエビデンスはないが、通常5～7日間内服投与される。フォローアップで尿培養検査を再検する意義についてのエビデンスは乏しい。

無症候性細菌尿の治療は、わが国においては一般的には行われていないことが多いと推察され

尿路感染症

表1　妊婦の無症候性細菌尿および膀胱炎に対する抗菌薬処方例

抗菌薬	用量	投与期間	備考
アモキシシリン水和物	500 mg 8 時間ごと	5〜7 日間	耐性菌に注意
アモキシシリン水和物・クラブラン酸カリウム	500 mg 8 時間ごと	5〜7 日間	
セフポドキシム プロキセチル	100 mg 12 時間ごと	5〜7 日間	
ホスホマイシン	3 g 単回投与		腎盂腎炎については局所濃度上昇がないため使用しない

る。また、ホスホマイシンの使用頻度増加に伴う耐性菌の増加も危惧される。今後の前向きな検討が期待される。

● 急性膀胱炎

急性膀胱炎に対する抗菌薬治療は、排尿障害を訴えた時点で開始されることが多いが、尿検査と尿培養は必ず行っておく。経験的治療としては、広域スペクトルを期待して第三世代セフェム系が選択されることが多いが、第一世代セフェム系でも対応可能な症例も多い。グラム染色を迅速で行うことが可能であれば、菌種により第一世代を選択しやすいため、細菌検査室との密なコミュニケーションが肝要である。アモキシシリン水和物・クラブラン酸カリウム、ホスホマイシンも選択肢となる。無症候性細菌尿と同様に 5〜7 日間投与する（**表1**）。

● 急性腎盂腎炎

急性腎盂腎炎に対する抗菌薬治療では、第一世代セファロスポリン系に対する耐性率は 10% 未満とされている。症状からの経験的治療によるところが大きく、重症化を防ぐ必要性が高いことから、入院による全身管理と第三世代セファロスポリン系の経静脈的投与が推奨される。ESBL 産生腸内細菌感染歴のある妊婦にはカルバペネム系を選択する。胎児への影響を考慮し、イミペネムは使用せずメロペネム水和物を用いる（**表2**）。

適切な抗菌薬投与が施行された場合、一般的に 24〜48 時間以内に症状の改善をみる。その後は尿培養結果および血液培養結果の感受性を参考にデ・エスカレーションし、内服治療に切り替えて外来管理を検討する。血液培養で菌の検出がなければ、合計 7〜10 日間の抗菌薬投与を行うが、陽性となった場合は反復血液培養を施行し、最低 14 日間の経静脈的抗菌薬投与を行い、血液培養陰性化を確認する。

第2部　疾患編

■ 表2　妊婦の腎盂腎炎に対する経験的抗菌薬処方例

軽症〜中等症腎盂腎炎

抗菌薬	用量
セフトリアキソンナトリウム水和物	1 g 24 時間ごと
セフェピム塩酸塩水和物	1 g 12 時間ごと
アンピシリン＋ゲンタマイシン硫酸塩	1〜2 g 6 時間ごと＋1.5 mg/kg 8 時間ごと

重症腎盂腎炎および UTI ハイリスク群、易感染性などのリスク因子保有妊婦

抗菌薬	用量
ピペラシリン水和物＋タゾバクタム	3.375 g 6 時間ごと
メロペネム水和物	1 g 8 時間ごと

　産科的管理として、UTI 自体では重症度にかかわらず分娩の適応はない。感染のコントロールがついていない状態では、可能な範囲で分娩を遅らせることを検討する。子宮収縮抑制薬投与による妊娠期間延長については、UTI の有無にかかわらず通常の産科的管理と同様に妊娠 34 週以降は基本的に行わない。34 週未満であれば子宮収縮抑制薬投与を考慮し、経母体的ステロイド投与を行うが、妊婦に敗血症が疑われる場合は肺水腫および ARDS のリスクが高くなるため使用しない。

● UTI ハイリスク群

　UTI ハイリスク群の定義は前述したように対照群が明確ではないが、急性膀胱炎や急性腎盂腎炎の再発を一定の確率で来すとされており、再発予防として抗菌薬投与が検討される。特に急性腎盂腎炎では 6〜8％に再発を認めるため、感受性を示す薬剤の低用量内服継続療法も考慮される。

　また、妊娠中の性交は UTI のリスク因子とされており、性交後に単回抗菌薬（セファレキシン 250 mg〔内服〕）を投与する報告もあるが、いずれも最適なアプローチ方法を示すエビデンスはない。

抗菌薬以外の対応方法

　UTI の治療には抗菌薬が必須となることは前述した通りだが、耐性菌の問題からも妊婦に限らず抗菌薬使用は可能な限り減らすことが求められ、UTI の予防が重要になる。妊婦の細菌尿および UTI の原因菌は非妊婦と同様であり、病原因子も類似しており、細菌が尿路に侵入する基本的なメカニズムは妊娠期・非妊娠期において同様といえる。

ペリネイタルケア 2025 新春増刊　211

しかし、子宮の圧迫による膀胱から腎盂に至るまでの尿逆流と、プロゲステロンによる平滑筋弛緩と尿管の拡張により、細菌の逆行性移動とそれに伴う腎盂腎炎のリスクは上昇すると考えられる[6]。そのため、子宮の増大が著しい妊娠第2三半期、第3三半期は急性腎盂腎炎に特に注意する。また、妊娠による細菌への免疫抑制も発症に関わっている可能性がある[7]。

　以上を理解したうえで、予防として下記の内容を啓発する。基本的なことだが、周知することは大切であり、コストもかからないため、ぜひ試みていただきたい。

- 「十分な水分摂取」により「適切な頻度で排尿する」こと、つまり細菌の逆行性移動を減少させる。特に妊娠中は生理的な頻尿や浮腫を嫌って水分摂取を控えるため、UTIのリスクが高まる。
- 排便後の陰部洗浄について、前方から後方（腟側から肛門側）へ拭くことを心がける。温水洗浄便座を用いる場合は排便後に使用し、拭く際は前方から後方へ拭くこと、排尿後は使用しない（菌を尿道内に押し込む可能性がある）。
- 性交渉後は速やかに排尿する。
- 疲労やストレスをためず、睡眠をしっかりとる。

引用・参考文献

1) Smaill FM, et al. Antibiotics for asymptomatic bacteriuria in pregnancy. Cochrane Database Syst Rev. 2019；2019（11）：CD000490.
2) Nicolle LE, et al. Clinical Practice Guideline for the Management of Asymptomatic Bacteriuria：2019 Update by the Infectious Diseases Society of America. Clin Infect Dis. 2019；68（10）：e83-e110.
3) Wing DA, et al. Acute pyelonephritis in pregnancy：an 18-year retrospective analysis. Am J Obstet Gynecol. 2014；210（3）：219.e1-6.
4) Hill JB, et al. Acute pyelonephritis in pregnancy. Obstet Gynecol. 2005；105（1）：18-23.
5) Romero R, et al. Meta-analysis of the relationship between asymptomatic bacteriuria and preterm delivery/low birth weight. Obstet Gynecol. 1989；73（4）：576-82.
6) Sweet RL. Bacteriuria and pyelonephritis during pregnancy. Semin Perinatol. 1977；1（1）：25-40.
7) Petersson C, et al. Suppressed antibody and interleukin-6 responses to acute pyelonephritis in pregnancy. Kidney Int. 1994；45（2）：571-7.

（永井立平）

CHAPTER 22

リステリア感染症

はじめに

　リステリア感染症は、特に妊婦や新生児において重篤な感染症を引き起こすことがある。妊婦におけるリステリア感染は、母体の健康のみならず、胎児や新生児の予後に大きな影響を与えるため、早期診断と治療が不可欠である。本稿では、リステリア感染症の診断、評価、治療、そして予防策について解説する。

診 断

　リステリア・モノサイトゲネス（*Listeria monocytogenes*）は、免疫抑制状態にある患者、新生児、高齢者、妊婦などの感受性の高い集団において、侵襲性疾患を引き起こすグラム陽性桿菌である。主な感染経路は食品媒介であり、食中毒の一種として知られている（**表**）。冷蔵保存された食品でも増殖能を保つ cold enrichment の特性を持つため、長期保存された食材にも注意が必要である。健常者でも、大量のリステリア菌を摂取した場合に、発熱性胃腸炎を引き起こすことがあるが、ほとんどの場合は自然軽快する。しかし、妊婦においては、リステリア感染症の発症率が高く、胎児への影響も深刻である。症状は軽度から重度までさまざまであり、特異的な症状が乏しいため診断が遅れることがある。多くの場合、症状は軽症で自然軽快するため、正確な頻度は不明であるが、一般集団では 10 万人あたり 0.3〜0.6 人、妊婦では 10 万人あたり 3 人程度と考えられている。

　妊娠中のリステリア感染は特に妊娠第 3 期に診断されることが多い。特異的な症状はなく、無症状も含め、発熱、筋肉痛、腹部・背部痛、嘔気・嘔吐、下痢を伴うインフルエンザ様の症状がみら

表　リステリア感染症を引き起こす可能性のある食品

- 生ハムなどの食肉加工品
- 未殺菌乳、ナチュラルチーズなどの乳製品（加熱をせずに製造されるもの）
- スモークサーモンなどの魚介類加工品
- 生の果物や野菜（もやしなど）

ペリネイタルケア 2025 新春増刊　213

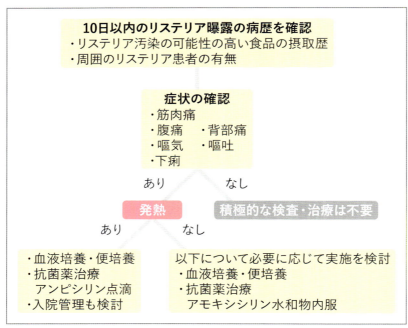

図 リステリア感染症の評価（文献1より改変）

れるが、いずれも軽症で自然軽快することが多い。中枢神経系への感染は一般集団と比較して、比較的まれである。一方で、リステリア菌は胎盤で増殖する特性もあり、絨毛膜羊膜炎に起因する自然早産の原因菌としても知られる。したがって、胎内感染を引き起こす可能性があり、感染が成立した場合は20％で胎児死亡や新生児死亡などを来す。本疾患の診断は母体の血液培養や胎盤培養の結果などに基づくため、原因不明の胎児死亡などの中には、一定数程度のリステリア感染症が含まれていると考えられている。

　本疾患の診断は、血液培養、便培養、髄液などの培養、あるいはPCR検査によるリステリア菌の検出に基づいて行われる。リステリア菌は、通性嫌気性の特性を持ち、微好気培養において検出率が高い。

評 価

　リステリア感染症は、一般的に軽度の胃腸炎として現れる場合が多く、疑わしい症例では速やかな評価が求められる（図)[1]。特に妊婦では、妊娠後期における不明熱や筋肉痛、インフルエンザ様症状が認められる場合、リステリア感染を念頭に置くことが重要である[1]。前述のように妊婦ではリステリア感染症は早産や胎児死亡のリスクを高めることが知られており、胎児の評価も同時に

行う必要がある。胎児モニタリングや超音波検査で胎児の健康状態を確認し、早産や胎内感染の徴候がないかを評価する。

　妊娠母体のリステリア感染が疑われる場合、血液培養はリステリア診断に不可欠であるが、菌体の検出までに日数を要するため、早期診断と早期治療には臨床判断が重要である。特に発熱を伴う場合は、早期からのエンピリカルな抗菌薬治療を開始することが重要であり、これにより新生児でのリステリア感染症の重症化予防となる。一方で、リステリア菌への曝露が疑われる妊婦でも無症状の場合は積極的な抗菌薬治療は不要であり、慎重な経過観察を行い、症状が現れた際にはすぐに対応できる体制を整える必要がある。

　胎児あるいは新生児では、リステリア感染は重症化する可能性があり、早期の評価と治療が重要となる。リステリア菌は前述のように胎盤で増殖する性質があり、胎盤を介した胎内感染は、胎児の敗血症性肉芽腫症を引き起こす可能性がある。肝臓・脾臓・肺・腎臓・脳に散在性の膿瘍あるいは肉芽腫を形成し、出生時に散在性の皮疹を伴うこともある。こういった胎児では胎盤にも膿瘍を形成する著明な絨毛膜羊膜炎を伴うことが多い。生後1週間未満の発症はより重症で敗血症を伴うことが多く、胎内感染によるものと考えられている。一方で、生後1週間以降の発症では、より症状が多彩で中枢神経系への感染を伴うこともある。妊娠中の母体のリステリア感染は早産と関連することもあり、早期発症型のリステリア感染症は早産児での感染が多い。

　非妊婦でのリステリア感染症の死亡率は、菌血症患者で45％、中枢神経系への感染を伴う場合は30％と報告されているが、患者の基礎疾患や診断時期、治療の内容によって大きく変動する。しかし、妊婦での死亡率は高くない。胎児・新生児の周産期転帰は感染時期に左右され、妊娠初期の感染ではほぼ100％で流産となるが、中期・後期での流産（死産）の頻度はそれぞれ70％、5％未満と報告されている[2]。

治療・処置

　リステリア感染症の治療には、主に抗菌薬の投与が有効である。妊婦に対しては、早期の抗菌薬治療が母体および胎児の予後を大きく改善することが示されている。

　発熱を伴うリステリア感染症に対する第一選択薬としては、アンピシリン（2g静注、4時間ごと7～14日間）が推奨されている。アンピシリンは胎盤を通過し、胎児への影響を最小限に抑えながらリステリア菌を効果的に排除するため、妊婦にとって安全かつ有効な治療法とされている。ペニシリンアレルギーを持つ患者には、トリメトプリム・スルファメトキサゾール（ST合剤）が代替薬として用いられることがある。なお、セフェム系抗菌薬は無効である[1,3]。

軽症例では、アモキシシリン水和物内服（500 mg 毎食後、7 日間）での治療も選択肢である。

無症状では抗菌薬による治療は不要であることが多く、発熱などの症状が出現しないか慎重に経過観察を行う。

重症例、特に菌血症や中枢神経系への感染が確認された場合には、入院治療が必要であり、集中治療を要することもある。治療の効果は早期に現れるが、治療の遅れが予後に大きく影響するため、症状の進行に応じた迅速な対応が不可欠である。

妊婦におけるリステリア感染症の管理には、母体だけでなく、胎児の評価も重要である。胎児の健康状態が不安定である場合や、早産が予期される場合には、リステリア感染に対する治療に加え、胎児の管理も併せて行う。必要に応じて、新生児科医と連携し、出生後の新生児ケアを計画することが推奨される。

なお、食中毒が疑われる場合は、24 時間以内に最寄りの保健所に届け出る必要がある。

感染予防

リステリア感染症は、食品由来の感染であるため、予防には食生活の管理が重要である。妊娠中の女性には、リステリア菌を含む可能性のある食品を避けることについて周知が必要である。特に非加熱の乳製品、加工肉、未調理の野菜や果物などは、リステリア菌が繁殖しやすい環境にあるため、注意が必要である。また、食品の適切な調理や保存方法の遵守も重要な予防策である。

食品の摂取においては、十分に加熱されたものを選び、冷蔵庫内に長期間保存された食品の摂取を避けることが推奨される。さらに、食材の扱いや調理器具の衛生管理にも十分な配慮が必要であり、特に調理前後の手洗いや器具の消毒を徹底することで、リステリア感染のリスクを低減できる。

引用・参考文献

1) Committee Opinion No. 614：Management of pregnant women with presumptive exposure to Listeria monocytogenes. Obstet Gynecol. 2014；124（6）：1241-4.

2) Elinav H, et al. Pregnancy-associated listeriosis：clinical characteristics and geospatial analysis of a 10-year period in Israel. Clin Infect Dis. 2014；59（7）：953-61.

3) 国立感染症研究所. リステリア・モノサイトゲネス感染症とは. https://www.niid.go.jp/niid/ja/kansennohanashi/525-l-monocytogenes. html［最終閲覧日 2024. 9. 1］

（田野　翔、小谷友美）

CHAPTER 23

オウム病

オウム病とは

オウム病は *Chlamydia psittaci*（クラミジア・シッタシ：以下 *C. psittaci*）により引き起こされる感染症である[1~5]。感染後 1～4 週間の潜伏期間ののちに発症し、インフルエンザ様症状や非定型肺炎として認識されることが多い。重症化すると多臓器不全により死に至る場合もある。全数報告対象（4 類感染症）であり、診断した医師はただちに最寄りの保健所に届け出なければならない。近年の発生数は年間数件～十数件程度で推移しているが、診断に至らずに非定型肺炎として治療されている症例も少なからずあると予想されている。

感染様式

感染様式としては病鳥の排泄物に含まれる *C. psittaci* を吸入することが主体である。これまで、日本でオウム病の感染経路が特定もしくは推測された症例のほとんどは鳥類（約半数はインコ、約 4 分の 1 はハト）由来である[1]。日本の過去の集団感染例としては、2002 年および 2005 年に触れ合い型の鳥類展示施設で発生した事例や、2014 年に福祉施設の換気扇フード内にハトが営巣していた事例が報告されている[2, 3]。

また、オウム病（この場合は *C. abortus* による）がヒツジ、ヤギなど哺乳動物の流産の原因となることは一般的で、欧米ではこれらの患畜への接触が原因とみられる発症症例も多い[4]。日本でも 2001 年に、動物園でシベリアヘラジカの分娩介助を担当した職員らにオウム病が集団発生した[2]。このように、オウム病は基本的には人獣共通感染症として鳥類や家畜からの伝播に注意すべき感染症だが、最近は中国でヒト–ヒト伝播が起こった事例が報告されており、患者に接する可能性のある医療従事者にとっても決して他人事ではない[5]。

妊娠オウム病

妊婦がオウム病に罹患した場合、妊娠オウム病と呼ばれる。非常にまれな疾患かつ、診断の難しさも加わり、妊娠オウム病の疫学の全貌を理解することは現状困難である[5]。

日本では 2017 年に初めて妊娠オウム病の死亡例が報告された[6]。筆者の知る限り日本からはこ

れまで 6 例の妊娠オウム病が報告されており、うち 4 例は死亡している（**表1**）[4, 6~10]。海外症例も含めた 23 例のレビューによれば、妊娠オウム病の胎児死亡率は 82.6%、母体死亡率は 8.7% であり、どの妊娠週数でも罹患し得るが、30 週未満で発症し児が生存したケースはない[4]。妊婦がオウム病のハイリスク者であるとは言いきれないものの、国内外で母体死亡例が多数報告されていることから、妊娠中は鳥類などへの接触を避けるよう注意喚起が行われるべきである[11]。

　母体死亡症例の検討では他臓器よりも胎盤から特に多量の病原体が検出されていることから、胎盤が *C. psittaci* の標的臓器となっている可能性が高い[11]。胎児死亡は必ずしも胎児に感染して発生するわけではなく、炎症性変化からフィブリンが胎盤に蓄積し（massive perivillous fibrin deposition）、胎盤機能不全により胎児死亡を来しているのではないかとの報告がある[8]。

症 状

　いわゆる「インフルエンザ様症状」を呈する。妊娠オウム病 23 症例のレビューによれば[4]、全例で発熱があり、多くは 38℃以上で 2 日以上続いた。初診時における発熱以外の症状としては頭痛（72.7%）、吐き気（45.4%）、咳（36.3%）、咽頭痛（18.1%）、胸痛（27.2%）、腹痛（36.3%）、背部痛（22.7%）がある。ほとんどの症例は最終的に播種性血管内凝固症候群（DIC）か急性呼吸促迫症候群（ARDS）を発症したが、初診時の合併症としては血小板減少（82.6%）、肝機能異常（60.8%）、腎機能異常（52.1%）、DIC（43.4%）があった。すべての症例で白血球数は正常あるいは中等度の減少を呈していた。胸部エックス線検査で浸潤影もしくは透過性低下を認めたケースは 54.5% のみであったが、非定型肺炎の所見があればマクロライド系抗菌薬による治療につなげられる可能性が高い。『成人肺炎診療ガイドライン 2024』における非定型肺炎の鑑別方法を**表2**に示す[12]。

検 査

　妊娠オウム病は激烈な経過をたどり得るが、残念ながら目の前の患者がオウム病かどうかを当日に診断できる検査はない。インフルエンザ様症状の妊婦をみたら、採血、胸部エックス線検査を行い、症状に応じて各種迅速抗原検査（インフルエンザ、SARS-CoV-2、A 群 β 溶連菌、肺炎球菌、レジオネラ）を活用して除外診断を行うほか、1 カ月以内の鳥類・哺乳類への接触歴を問診することで診断に近づくことができる。

　原疾患が不明な場合でも、バイタルサイン（qSOFA）や肝酵素上昇などの検査異常値から重症度

第2部　疾患編

■ 表1　これまで日本から報告された妊娠オウム病の経過

症例	発症週数	感染源	母の経過	児の経過
1[6]	23週	不明	Day 0：38℃の発熱と嘔吐で発症。Day 2：体温40.8℃、入院。抗菌薬投与なしで経過観察。Day 3：突然の意識障害（JCS300）を発症。1時間半後に心肺停止し、蘇生に反応せず死亡した。	子宮内胎児死亡
2[4]	17週	不明	Day 0：38℃の発熱、頭痛、筋肉痛で発症。Day 2に悪化し入院。入院時は体温40℃、子宮内胎児死亡を確認した。抗菌薬はメロペネム水和物投与。入院後急速に悪化し、人工呼吸管理、輸血を行った。Day 3：死産したが胎盤は残存した。ARDSを発症し、人工心肺を用いた集中治療を行ったが、Day 5に死亡した。	子宮内胎児死亡
3[7]	35週	インコ飼育	Day 0：発熱と咳嗽で発症。Day 4：体温38.5℃、胸部エックス線で右肺野に浸潤影あり。セフェム系抗菌薬で改善せず、**インコ飼育歴から内科医がオウム病の可能性を指摘**し、クラリスロマイシン内服およびミノサイクリン塩酸塩点滴に変更したところ、臨床状態が明らかに改善した。妊娠オウム病の診断はついていない段階だが、各科協議の結果、Day 12（37週）に帝王切開で児を娩出し、Day 26に退院。	2,946 g、Apgarスコア9点。全身状態はまったく安定。胎内感染の可能性を考慮し、生後エリスロマイシン内服を2週間行ったのち退院。
4[8]	15週	不明	Day 0：咳嗽と頭痛で発症。Day 9：39℃の発熱と頭痛の増悪あり。Day 13：体温39℃、心拍数132回/分、血圧91/53 mmHg、呼吸数36回/分、項部硬直あり。髄液検査から髄膜炎は否定的。血液検査上DICスコア8点で敗血症性DICが疑われた。集中治療開始。抗菌薬はメロペネム水和物投与。Day 14：抗菌薬をアジスロマイシン水和物を含む多剤に変更。胎児死亡を確認。Day 15：呼吸状態の悪化を認め、人工呼吸管理を開始。胎児が感染源である可能性も考慮し、頸管拡張ののちに児を娩出。その後、状態は改善し、Day 18にICUを退室、Day 28に退院。	子宮内胎児死亡
5[9]	7カ月（週数不明）	不明	発熱と筋肉痛で発症。発熱の悪化と意識障害のため搬送。人工呼吸管理、ノルアドレナリン投与を行った。子宮内胎児死亡を確認した。抗菌薬はメロペネム水和物を投与。心肺停止し、発症から7時間後に死亡した。	子宮内胎児死亡
6[10]	23週	不明	Day 0：38～40℃の発熱と嘔気で発症。Day 3：入院、心拍数140回/分。抗菌薬なしで経過観察。Day 5：突然の意識消失、子宮内胎児死亡、心肺停止し、蘇生に反応せず死亡した。	子宮内胎児死亡

（文献4、6～10を参考に作成）

23

オウム病

■ 表2　細菌性肺炎と非定型肺炎の鑑別

1. 年齢 60 歳未満
2. 基礎疾患がない、あるいは軽微
3. 頑固な咳がある
4. 胸部聴診上、所見が乏しい
5. 喀痰がない、あるいは迅速診断法で原因菌が証明されない
6. 末梢白血球数が 10,000/mm³未満である

1〜5 までの 5 項目中 3 項目以上、あるいは 1〜6 までの 6 項目中 4 項目以上で非定型肺炎が疑われる。

（文献 12 を参考に作成）

■ 表3　qSOFA 基準

・意識変容
・呼吸数≧22 回/分
・収縮期血圧≦100 mmHg

※ 2 項目以上該当する場合は敗血症を疑う。

を判断し、入院あるいは高次医療機関への紹介を検討する。qSOFA については**表3** をご覧いただきたい。胸部エックス線検査は発症日には所見がなくても、後日顕在化することがある点に注意する。

検査項目

　妊娠オウム病を疑った場合には、以下の検査を提出したうえで、診断する前に抗菌薬治療を開始する。

　C. psittaci はいわゆる難培養菌であり、通常の培養検査では検出されない。感染細胞を培養することで病原体の分離自体は可能だが、実施できる施設は限られる。そのため現実的な確定診断には咽頭ぬぐい液、喀痰、血液などから *C. psittaci* を PCR 検査で証明するか、あるいは血清から間接蛍光抗体法（FA 法）による *C. psittaci* 抗体の検出を行う。抗体で診断する場合、単一血清で IgM 抗体の検出もしくは IgG 抗体 256 倍以上、またはペア血清による抗体陽転もしくは抗体価の 4 倍以上の上昇が必要である。胎盤検体がある場合は胎盤も検査対象となり得る。

　PCR 検査はビー・エム・エル社が提供しているほか、周産期・小児領域の病原体遺伝子診断に

第 2 部　疾患編

関しては大阪母子医療センター研究所免疫部門で遺伝子検索が行える可能性があり[11]、詳細は各機関にお問い合わせいただきたい。なお、以前はオウム病報告例の多くで補体結合反応法（CF 法）による血清診断がなされていたが、*C. psittaci* 以外のクラミジア感染既往による偽陽性があり得るため、現在では届出基準として認められていない[1,2]。

治療

　迅速で適切な抗菌薬投与が必要である。一般的なオウム病にはテトラサイクリン系抗菌薬が選択されるが、テトラサイクリン系抗菌薬は胎児歯牙・胎児骨発育への影響が懸念されるため、妊娠オウム病にはマクロライド系抗菌薬が選択される。少なくとも 2017 年の時点では、国内で耐性菌の報告はない。仮にオウム病の診断がなくても、胸部エックス線検査から妊婦が非定型肺炎を発症したと判断されていればマクロライド系抗菌薬の選択につなげることができる。ペニシリン、セフェム、カルバペネム系抗菌薬は無効である。国内の妊娠オウム病の症例 6 例のうち、適切な抗菌薬が投与されなかったものはすべて死亡している（**表 1** 参照）。

　通常のオウム病は、多くの場合適切な抗菌薬開始後 2 日以内に症状の改善がみられる。胎盤感染が疑われる場合には抗菌薬を投与しても妊娠継続は難しいと考えられており、早急に妊娠を終結させ胎盤を娩出することが母児生存のために必要かもしれない[4]。

予防

　診断が難しく、死亡し得る疾患であるため、予防が重要である。ワクチンはない。鳥類においては *C. psittaci* 保菌が一般的であることを妊婦に啓発し、鳥類・哺乳類への接触や、ペットショップへの入店を控えさせる。飼育鳥が弱ったり死亡した場合には、感染性が高い可能性があり、特に取り扱いに注意が必要である[13]。

引用・参考文献

1) 国立感染症研究所. 日本におけるオウム病症例発生状況（2006 年 4 月 1 日〜2017 年 3 月 31 日）と妊娠女性におけるオウム病. https://www.niid.go.jp/niid/ja/id/1566-disease-based/a/psittacosis/idsc/idwr-sokuhou/7404-psittacosis-20170725.html［最終閲覧日 2024. 7. 20］

2) 国立感染症研究所. ＜特集＞オウム病 1999〜2002. 病原微生物検出情報. 2002；23（10）：248.

3) 山口朋禎ほか. 集団発生したオウム病の 1 例. 日本内科学会雑誌. 2015；104（8）：1639-45.

4) Katsura D, et al. Gestational psittacosis：A case report and literature review. J Obstet Gynaecol Res. 2020；46（5）：673-7.

5) Tantengco OAG. Gestational psittacosis：an emerging infection. Lancet Microbe. 2022；3（10）：e728.

6) 清水可奈子ほか. オウム病による国内初の妊産婦死亡例. 産婦人科の実際. 2018；67（4）：445-50.

7) 中條綾ほか. 妊娠後期にオウム病に罹患した妊婦から出生した女児例. 小児科臨床. 2002；55（5）：895-8.

8) 服部葵ほか. Massive perivillous fibrin deposition を呈し, 胎児死亡に至るも母体救命しえた妊娠オウム病の 1 症例. 日本周産期・新生児医学会雑誌. 2021；57（1）：140-5.

9) Miyauchi T, et al. Postmortem diagnosis of gestational psittacosis：A case report. Acute Med Surg. 2024；11（1）：e932.

10) Yoshimura M, et al. A fatal case of hemophagocytic lymphohistiocytosis associated with gestational psittacosis without symptoms of pneumonia. J Obstet Gynaecol Res. 2022；48（12）：3325-30.

11) 柳原格. オウム病について. https://www.jaog.or.jp/wp/wp-content/uploads/2017/04/68e7708b296e97d093bc5dbedeab3cf2.pdf［最終閲覧日 2024. 7. 20］

12) 日本呼吸器学会成人肺炎診療ガイドライン 2024 作成委員会編. 成人肺炎診療ガイドライン 2024. 東京, メディカルレビュー社, 2024, 236p.

13) 厚生労働省. 動物由来感染症ハンドブック 2024. https://www.mhlw.go.jp/content/10900000/000906241.pdf［最終閲覧日 2024. 7. 20］

（夫馬和也、小谷友美）

CHAPTER 24

麻酔分娩時の異常

高位脊髄くも膜下麻酔（高位脊麻）

高位脊麻の3ポイント

① カテーテルのくも膜下迷入が起こると高位脊麻の危険性がある。

② 高位脊麻は吸引試験・少量分割投与で予防できる。

③ 高位脊麻の対応は薬剤投与の中止、母体の呼吸と循環管理。

原因～カテーテルのくも膜下迷入が高位脊麻を引き起こす～

硬膜外腔に入れたつもりのカテーテルが、脊髄くも膜下腔に留置されてしまうことがあり、これを「くも膜下迷入」という。迷入は穿刺のタイミングで起こることが多いが、穿刺時に硬膜に何らかのキズが付いていて、後からカテーテルが硬膜を破って迷入することもある。脊髄くも膜下腔では脊髄神経に麻酔薬が直接作用するため、硬膜外腔と比べて"10倍"薬剤が効く。通常であれば臍部あたりで止まるはずの麻酔効果が頭部まで及んでしまう、これが高位脊麻の原因である。

症 状

図1に高位脊麻のイメージを示す。カテーテルは第3/4腰椎間から挿入されるので、そこから頭側に薬液が上がっていく。局所麻酔薬は神経をブロックする作用がある。交感神経が広範囲にブロックされると、細動脈と静脈が拡張して著明な低血圧になる。第3～第5頸髄にブロックが及ぶと横隔膜を動かす神経が遮断され、呼吸ができなくなる。延髄にブロックが及ぶと、心臓中枢と呼吸中枢に作用し、徐脈や呼吸停止が起こる。大脳にブロックが及べば、意識障害を来す。

ペリネイタルケア 2025 新春増刊　223

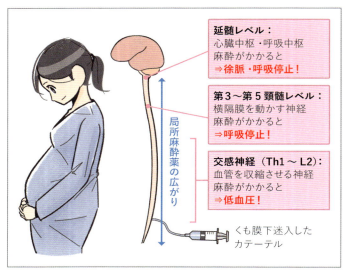

■図1　高位脊髄くも膜下麻酔の病態イメージ
（文献1より転載）

予防

　くも膜下迷入しても、薬剤を大量に投与しなければ高位脊麻は起こらない。そこで、吸引試験や試験注入／少量分割投与を行って、迷入の有無を確認する。吸引試験は、カテーテルに2.5 mLシリンジを装着し、ゆっくり陰圧をかけ、脳脊髄液の逆流がないかを確認する。次に試験注入（テストドーズ）を行う。局所麻酔薬を3 mL程度少量投与し、「下肢が急に重くなり、すぐ痛みが和らぐ」「急に血圧が下がる」といった症状がないかを確認する。迷入は早期発見が何より重要である。

対処

　高位脊麻は非常に重篤な合併症であるが、呼吸と循環の管理を早期から適切に行えば、救命することができる（図2）。まず覚知したら緊急コールを行い、人員を集める。同時に迷入したカテーテルからの薬剤の投与を中止する。生体情報モニタリング（血圧測定、心電図、パルスオキシメータ）を行い、静脈路を追加確保する。呼吸管理にはバッグバルブマスク換気や気管挿管が必要となる。

　呼吸が停止しているので、酸素投与だけを行っても意味がない。バッグバルブマスク換気は基本的な蘇生行為なので、ぜひとも身につけておきたい（とはいえ、正確に用手換気を行うには修練を

第2部 疾患編

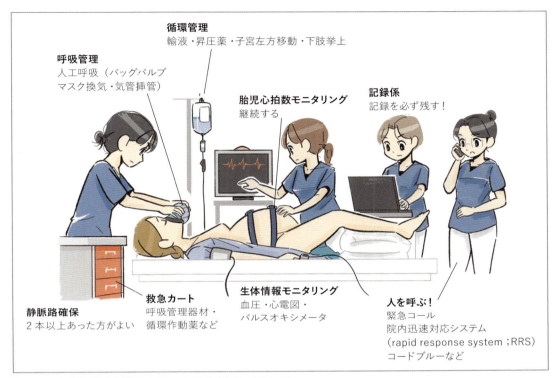

図2 高位脊髄くも膜下麻酔への対応（文献1より転載）

要する）。循環管理には、輸液・昇圧薬・子宮左方移動・下肢挙上が重要である。昇圧薬はノルアドレナリンやアドレナリンといった薬剤も必要になるので、緊急時にいつでもすぐに使用できるように救急カートに準備しておく。母体の管理が優先されるが、胎児心拍数陣痛図によるモニタリングは継続する。急変時の記録を詳細に残すため、記録係が必須である。

局所麻酔薬中毒（局麻中毒）

局麻中毒の3ポイント

① カテーテルの血管内迷入が起こると局麻中毒の危険性がある。

② 局麻中毒の症状は不穏、多弁、けいれん、意識障害、呼吸停止、徐脈性不整脈、低血圧、心停止である。

③ 局麻中毒の対応は局所麻酔薬の使用中止、呼吸・循環管理に加え、脂肪乳剤と鎮静薬が必要である。

原 因

局麻中毒が起こるタイミングと原因

硬膜外腔に入れたつもりのカテーテルが、硬膜外腔に存在する静脈内に留置されてしまうことを「血管内迷入」という。血管内迷入したカテーテルに局所麻酔薬を投与すると、静脈内投与となり全身に回る。迷入は穿刺のタイミングで起こることが多いが、吸引試験をしても、血液の逆流を認めないこともしばしばある（静脈路の逆血チェックで押せるのに引けないことと同じ）。また、局麻中毒は局所麻酔薬が血管内から相当量全身に投与されないと症状が起こらない。したがって、「吸引試験も試験注入も大丈夫だった」としても、その後に局麻中毒を発症することがある。そこで、少量分割投与を行う麻酔開始から30分間の観察が重要となる。

硬膜外腔にカテーテルが留置されたとしても、局麻中毒は起こり得る。なぜなら硬膜外腔に投与した局所麻酔薬は少しずつ血管内に吸収されていくからである。通常は代謝され問題とならないが、一定時間に大量の局所麻酔薬が投与されると局麻中毒を発症することがある。いずれにせよ、麻酔担当医が「効かないなぁ」と言いながら大量に局所麻酔薬を追加しているときは注意が必要である。

第2部　疾患編

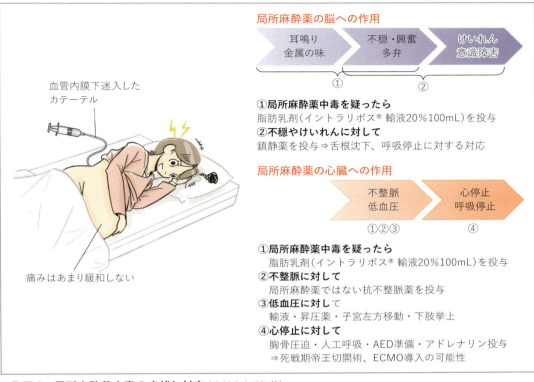

■図3　局所麻酔薬中毒の症状と対応（文献2より転載）

症状

図3 に局麻中毒の症状を示す。局麻中毒の症状は、「心臓と脳」に起こってくる。局麻中毒の特徴は初めに軽い神経症状（耳鳴り・金属の味がするなど）から発症し、だんだんと神経症状が不穏状態・多弁と変化してくる。そしてけいれんが起こり、意識障害と呼吸障害を呈する。このあたりで不整脈（多くは徐脈性不整脈）を発症し低血圧となる。ついには心停止と呼吸停止に至る。局麻中毒の心停止は難治性で、なかなか心拍再開しないことがある。局麻中毒は早期発見しなくてはいけない病態である。

予防

局麻中毒の予防のためには、まずカテーテルの血管内迷入に気がつくことである。前述の通り、吸引試験と少量分割投与による注意深い観察が必要である。次に「鎮痛が得られていないのに局所

麻酔薬をどんどん追加する」ことは、局麻中毒のリスクであると認識しよう。血管内に局所麻酔薬が投与されてしまっているから効かないのかもしれないし、硬膜外腔に大量に局所麻酔薬が投与されても血管内に移行し中毒となり得る。適切な鎮痛の判断（レベルチェックや NRS での評価）や神経症状（耳鳴り・金属の味がするなど）の有無をこまめに確認することが重要である。

対 応

局麻中毒は非常に重篤な合併症で、高度な呼吸と循環の管理が必要となり、さらには脂肪乳剤と鎮静薬の投与といった治療も必要となる。まず覚知したら緊急コールを行い、人員を集める。すぐに局所麻酔薬の投与を中止する。生体情報モニタリング（血圧測定、心電図、パルスオキシメータ）を行い、静脈路を追加確保する。呼吸管理器材、循環作動薬、脂肪乳剤と鎮静薬が現場に必要となる。

呼吸不全には気道確保が必要である。エアウェイ、バッグバルブマスク、気管挿管の準備をする。循環管理には、輸液・昇圧薬・子宮左方移動・下肢挙上が重要である。心停止の場合には胸骨圧迫と人工呼吸が必要である。普段から BLS（Basic Life Support）を受講して身につけておこう。心拍が再開しない場合には、死戦期帝王切開術や体外式膜型人工肺（ECMO）が必要となることもある（図 3）。急変時の記録を詳細に残すため、記録係が必須である。

第2部　疾患編

鎮痛後の子宮過収縮

鎮痛後の子宮過収縮の3ポイント

① 急激な鎮痛に伴って子宮が過収縮し、胎児一過性徐脈を起こすことがある。

② 特に脊髄くも膜下硬膜外併用麻酔（CSEA）や脊髄くも膜下麻酔時に多い。

③ 対応は体位変換、酸素投与、エフェドリン塩酸塩静注、緊急子宮弛緩。

原　因

　鎮痛後の子宮過収縮は確かに起こるが、原因ははっきりとはわかっていない。**図4**のような理由が仮説としていわれている。要は、"リトドリン塩酸塩を極量で投与していたのを急に止めたら強烈に張り返しますよね？"ということである。したがって、麻酔が始まる前に非常に痛みや緊張が強い状態で、麻酔の効果が非常に速いと過収縮のリスクがある。

症　状

　初期鎮痛が得られた後に起こるので、おおよそ麻酔開始30分以内に起こることが多い。子宮の過収縮に伴い、臍帯が圧迫されたり、胎盤に灌流する血液が減少すると胎児一過性徐脈を発症する。このとき、子宮を触れると硬く収縮していることがわかる。産婦は過収縮に対して疼痛を感じていないことがほとんどである。

予　防

　産婦が過度に強い疼痛を感じたり、緊張状態に至らないようなケアや麻酔導入を行う。予防策として、①あまりにも痛い状態まで麻酔開始を待たない、②麻酔導入前に胎児一過性徐脈を認める際には、脊髄くも膜下麻酔やCSEAを避ける、③低血圧予防に輸液を行うなどが挙げられる。

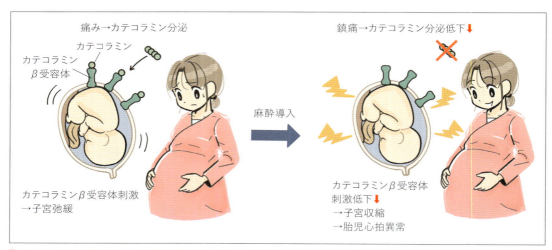
図4 急激な鎮痛による子宮過収縮と胎児心拍異常（文献3より転載）

対処

　胎児一過性徐脈が起こった場合には、まず人手を集める。産科医、麻酔担当医にもコールが必要である。子宮収縮薬の中断、補液、体位変換、酸素投与といった対処を行う。また、過収縮した子宮に対して、エフェドリン塩酸塩（4〜8 mg）を静注し、β受容体作用による子宮活動性の低下と母体心拍出量および血圧上昇による胎盤灌流の増加を試みる。

　母体血圧が高い場合やエフェドリン塩酸塩が無効な場合には、緊急子宮弛緩としてニトログリセリン 50〜100 μg を静注することもある。緊急子宮弛緩は用量誤投与や低血圧の副作用のある介入なので、使用に慣れた医師が行う必要がある。

最後に〜シミュレーションが大切〜

　これらの緊急を要する重要な合併症については、現場でシミュレーションを行うのがよい。パニック状態でも身体が動くようになるには、繰り返し行うべきアクションを認識することが大切である。シミュレーションを行うことによって自身の施設で、緊急薬剤やバッグバルブマスクなどの気道管理器具などの位置を把握することができる。最後に普段働いているメンバーと緊急時のコミュニケーション方法を確立することができる。ぜひ、シミュレーション教育を取り入れてみることをお勧めする。

第2部　疾患編

引用・参考文献

1) 野口翔平. "麻酔導入直後の重篤合併症〜高位脊麻〜". 無痛分娩パーフェクトガイド. 田辺けい子, 野口翔平編著. ペリネイタルケア 2025 年夏季増刊. 大阪, メディカ出版, 204-6.
2) 野口翔平. "麻酔導入直後の重篤合併症〜局麻中毒〜". 前掲書 1. 208-10.
3) 野口翔平. "無痛分娩してよい人／いけない人". 前掲書 1. 176-7.

（野口翔平）

memo

索 引

欧文

aHUS→非典型溶血性尿毒症症候群
ARDS→急性呼吸促迫症候群
AVM→脳動静脈奇形
A群溶血性レンサ球菌感染症　94, 102
BOARD concept　192
CAOS→慢性早剥羊水過少症候群
CPD→児頭骨盤不均衡
CSEA→脊髄くも膜下硬膜外併用麻酔
CST→コントラクションストレステスト
D-dimer 値　57, 75
EMV (enhanced myometrial vascularity)　184
FIRS (fetal inflammatory response syndrome)　93
GAS 感染症→A 群溶血性レンサ球菌感染症
HELLP 症候群　35, 37, 39, 59, 61, 63, 65, 71, 121, 147, 202
Huntington 法　172
killer chest pain　56, 58, 61, 63, 65
Kleihauer Betke (K-B) 検査　82
Lencki の診断基準　93
modified Wells criteria　57
Muller 法　140
NST→ノンストレステスト
N末端プロ脳性ナトリウム利尿ペプチド　190
OASIS (obstetric anal sphincter injuries)　177
overlap 吻合　178
PRES→可逆性後頭葉白質脳症
pulling アプローチ　127
pushing アプローチ　126
qSOFA　94, 220
RCVS→可逆性脳血管攣縮症候群
Rh 血液型不適合　80
RPOC (retained products of conception)　31, 183

sawtooth パターン　83
SHiP (spontaneous hemoperitoneum in pregnancy)　69, 71
SOFA スコア　104, 105
STSS→劇症型溶血性レンサ球菌感染症
STSS 診断基準　105
TMA→血栓性微小血管症
TOLAC (trial of labor after cesarean delivery)　152
UTI→尿路感染症
VAST→胎児振動音響刺激試験
Wernicke 脳症　67

和文

アナフィラキシー（ショック）　46, 73, 194
アナフィラクトイド反応　194
アンチトロンビン　99, 101
アンピシリン　105, 215
息切れ　55, 61, 75, 189
意識障害　63, 66, 68, 70, 72, 74, 107, 109, 110, 111, 118, 119, 203, 223, 227
意識レベル低下　33, 39, 41
異常分娩　86, 95
異所性妊娠　23, 33, 49, 67
胃腸炎　214
一過性頻脈　76, 78
咽頭痛　103, 218
インフルエンザ様症状　213, 217, 218
運動麻痺　71, 73, 109, 111, 118
会陰　174
　──筋　175
　──血腫　29, 156

索 引

──の解剖　175
会陰裂傷　175, 176, 177
　　──修復　178, 179
エクリズマブ　205
エフェドリン塩酸塩　230
嘔気・嘔吐　33, 35, 37, 39, 41, 103, 110, 208, 218
オウム病　217
オキシトシン　130, 132

外陰血腫　181
回旋異常　39, 86, 87, 134, 143
可逆性後頭葉白質脳症　67, 69, 71, 118
可逆性脳血管攣縮症候群　67, 69, 71, 114
過強陣痛　39, 129, 153
額位　136
片麻痺　107, 111, 116
下腹部痛　44, 169
顔位　134, 136
肝機能障害　203, 206, 218
肝酵素上昇　35, 37, 39, 203
間質性肺炎　46
完全流産　23, 33
既往帝王切開後妊娠　149, 152
器械的頸管熟化装置　124
気管挿管　224, 228
起坐呼吸　55
基線細変動の減少　44, 147
気道確保　228
急性呼吸促迫症候群　46, 208, 218
急性膀胱炎　208, 210
急速遂娩　100, 128, 132
仰臥位低血圧症候群　51
凝固障害　100
狭骨盤　129, 131, 140
胸痛　51, 56, 58, 60, 62, 64, 75, 198, 218
局所麻酔薬　223
　　──中毒　73, 226
緊急子宮弛緩　172, 230
緊急帝王切開　27, 100, 112, 131, 153

菌血症　55, 93
金属の味がする　227
緊張性気胸　56, 58, 61, 63, 65
グスマン法　141, 143
屈位　134, 143
くも膜下出血　71, 107, 109, 116
くも膜下迷入　223
経会陰超音波　137
けいれん（発作）　67, 69, 73, 107, 109, 111, 112, 116, 118, 121, 145, 146, 147, 227
劇症型溶血性レンサ球菌感染症　55, 102
血圧低下　33, 39, 41, 67, 196
血管内迷入　226
血小板減少（低下）　35, 37, 39, 202, 203, 206, 218
血栓性血小板減少性紫斑病　202, 203
血栓性微小血管症　59, 202
血尿　37, 208
ケトアシドーシス　47, 49
下痢　33, 103
言語障害　107, 111
倦怠感　33, 35, 37, 39, 61, 65, 103
降圧療法　59, 122, 147
高位脊髄くも膜下麻酔　223
抗凝固療法　192
抗菌薬　95, 104, 209, 215, 220
抗けいれん薬　67, 122
高血圧　35, 37, 39, 69, 71, 73, 118, 145, 147
喉頭蓋炎　46
喉頭浮腫　46
後腹膜血腫　29, 53, 56, 181
抗プロラクチン療法　192
後方後頭位　136, 138
硬膜外鎮痛　53
高マグネシウム血症　147
肛門括約筋　174
　　──の解剖　175
肛門挙筋　174
呼吸
　　──困難（障害）　46, 48, 50, 52, 54, 55, 75, 198, 227

──停止　53, 223, 227
──不全　63, 73, 194
──抑制　46, 51
骨盤位　126
骨盤高位　127
骨盤内腫瘍　41, 93
骨盤入口面の分類　142
骨盤の大きさの分類　143
コントラクションストレステスト　76, 78, 79

臍帯下垂　124
臍帯脱出　124
臍帯断裂　131
サイナソイダルパターン　79, 81
産科DIC　99, 100, 159
産科危機的出血　53
　　──への対応指針　153, 157, 170
　　──への対応フローチャート　158
産科的真結合線　141
産褥感染症　41
産褥血腫　181
産褥性心筋症　188
産褥熱　44, 55
産道裂傷　29, 87, 136, 140, 174
ジアゼパム　67, 73, 146
シーソー呼吸　46
視覚異常（障害）　35, 37, 39, 71, 109, 116, 118, 119, 145
子癇　59, 69, 71, 73, 75, 108, 115, 116, 118, 122, 145, 146, 194
弛緩出血　29, 63, 93, 95, 156, 194, 196
子宮過収縮　229
子宮筋腫合併妊娠　124
子宮筋腫変性痛　33, 35, 37
子宮頸がん　23, 25, 31
子宮頸管長　99, 161
　　──の短縮　25, 27, 35, 37
子宮頸管ポリープ　23, 25, 31, 98, 99
子宮頸管裂傷　29, 152, 174, 180

子宮腔内バルーンタンポナーデ　153, 157, 196
子宮口　161
　　──の開大　25, 99
子宮左方移動　51, 53, 225, 228
子宮弛緩薬　171
子宮収縮　25, 35, 39, 103, 132
　　──の消失　153
　　──不良　167
子宮収縮薬　29, 31, 44, 130, 132, 157, 170, 196
子宮収縮抑制薬　127, 132
子宮底の輪状マッサージ　29
子宮動脈塞栓術　29, 31, 196
子宮内感染　25, 44, 92
子宮内反症　29, 41, 75, 167
子宮内容除去　183, 186
子宮破裂　29, 37, 39, 41, 53, 69, 71, 73, 75, 131, 149
子宮復古不全　31, 41
失語　71, 109, 116, 118
失神　49, 57, 59, 67, 198
児頭骨盤不均衡　39, 87, 124, 129, 131, 140
児頭最大周囲径　134
ジノプロスト　132
ジノプロストン　132
脂肪乳剤　228
周産期心筋症　55, 57, 61, 63, 65, 75, 188
修正版 Centor criteria　103, 104
絨毛癌　80, 82
絨毛性疾患　23, 31
絨毛膜下血腫　23, 25
絨毛膜羊膜炎　35, 37, 39, 44, 92, 214, 215
　　無菌性──　92
出血　22, 24, 26, 28, 30, 49, 98
　　性器──　33, 67, 71, 97, 153
循環血液量　51, 53
昇圧薬　196, 225, 228
常位胎盤早期剝離　25, 27, 35, 37, 39, 69, 71, 73, 97, 146, 147, 148, 203
上気道炎　43
上腹部痛　71, 145
初回歩行　198

索　引

食道破裂　56, 58, 61, 63, 65
ショック　33, 35, 39, 41, 49, 63, 153
　　出血性──　29, 53, 67, 75, 169, 197
ショック・インデックス　157
徐脈（母体の）　75, 223
腎盂腎炎　35, 37, 43, 208, 210
心拡大　189
心窩部痛　56, 58, 60, 62, 64
腎機能障害　203, 206, 218
心筋炎　191
心筋梗塞　51, 56, 57, 58, 61, 63, 65, 191, 194
人工妊娠中絶薬　150
心室頻拍　49, 57, 59
陣痛　86, 129
陣痛促進薬　130
心停止　73, 194, 196, 227
心不全　49, 51, 61, 75, 188
　　──治療　192
　　うっ血性──　53
腎不全　146, 204
水平マットレス縫合　178
水泡音　46, 51
頭痛　35, 37, 39, 71, 110, 111, 112, 114, 116, 118, 145, 218
ステロイド　59, 95
正所異所同時妊娠　49
咳　75, 189, 218
脊髄くも膜下硬膜外併用麻酔　53, 130, 229
切迫早産　25, 27, 51, 98
切迫流産　23, 25, 33
遷延一過性徐脈　131
遷延分娩　140, 143, 159
前期破水　44
　　早産期──　126
全身性エリテマトーデス　51
全脊髄くも膜下麻酔　53, 73
喘息発作　46
前置血管　27, 80
前置胎盤　25, 27, 51, 98, 99, 161
穿通胎盤　150

先天性 QT 延長症候群　49, 57, 59, 65
前頭位　134, 136
喘鳴　46, 198
双手圧迫　29, 157
側腹部痛　35, 37, 41

第 1 回旋異常　134
第 2 回旋異常　136
胎位異常　124, 125, 129
体位変換　230
体温　43
帯下の異常　44
胎児 well-being　76
胎児アシドーシス　76
胎児機能不全　25, 27, 95, 98, 103, 124, 131
胎児死亡　27, 98, 103
胎児徐脈　73, 100, 131, 147, 153, 229
胎児振動音響刺激試験　77
胎児心拍異常　76, 130, 153
胎児心拍数モニタリング　76, 99, 147
胎児低酸素　78
胎児発育不全　121
胎児貧血　80, 82
胎児頻脈　39, 44, 147
代謝性アシドーシス　47, 53
胎動減少　153
大動脈解離　51, 56, 58, 61, 63, 65
胎囊　23, 33
胎盤遺残　29, 183
胎盤位置異常　71, 99
胎盤後血腫　27, 35, 37, 99
胎盤肥厚　27, 35, 37, 99
胎盤ポリープ　183
胎盤用手剝離　184
脱水　49, 198
多弁　73, 227
蛋白尿　69, 71, 73, 145
チェックマークパターン　83
腟壁血腫　29, 156, 174, 181

腟壁裂傷　29, 174
遅発一過性徐脈　44, 78, 147, 153
虫垂炎　33, 35, 37, 41, 43
帝王切開後妊娠　149
帝王切開瘢痕部妊娠　23, 150
低血圧　53, 75, 104, 223, 227
低血糖　67
低酸素血症　147, 196
低置胎盤　124, 161
テネシー分類　59
電解質異常　67
てんかん　67, 145
転換性障害　67, 73
動悸　49, 61, 198
糖尿病合併妊娠　49
糖尿病性ケトアシドーシス　49, 67
動揺性中枢神経障害　203, 206
特発性血小板減少性紫斑病　59
努力呼吸　46, 49, 53, 55

軟産道強靱　129
ニカルジピン塩酸塩　59, 122, 147
ニトログリセリン　132, 172
乳酸アシドーシス　47, 49, 53
乳腺炎　44, 55
尿潜血　37
尿道カテーテル留置　127
尿閉　169
尿路感染症　35, 37, 41, 55, 208
尿路結石　35, 37
妊娠悪阻　49, 198
妊娠高血圧症候群　51, 65, 71, 75, 115, 116, 145, 189
妊娠高血圧腎症　59, 61, 63, 122, 148, 203
捻髪音　46
脳梗塞　107, 111,116, 120
脳出血　71, 107, 108, 111, 116
膿性悪露　41
脳性ナトリウム利尿ペプチド　190
脳性麻痺　93, 97

脳卒中　107, 108, 111
脳動静脈奇形　107, 112
脳動静脈洞血栓症　107, 111
脳動脈瘤破裂　71, 109, 116
膿尿　35, 37, 208
脳浮腫　71, 111, 118, 119
のこぎり歯パターン→sawtooth パターン
ノンストレステスト　76, 79

肺うっ血　189
肺炎　46, 51
　　間質性——　46
　　細菌性——　220
敗血症　49, 53, 55, 67, 104, 194
　　——性肉芽腫症　215
肺血栓塞栓症　49, 53, 55, 56, 58, 61, 63, 65, 75, 194, 198
肺高血圧症　61, 65
肺水腫　46, 51, 53, 55, 146, 189
排尿困難　208, 210
背部痛　208, 218
播種性血管内凝固症候群　63, 146, 194, 196, 203, 218
バッグバルブマスク換気　224, 228
白血球の上昇　35, 37
発熱　33, 37, 39, 41, 42, 43, 94, 103, 198, 203, 208
反屈位　134, 135
瘢痕子宮　149, 150
板状硬　35, 97
微弱陣痛　87, 95
微小血管症性溶血性貧血　202
ヒステリー　67, 73
額位　134
肥大型心筋症　57, 59
非典型溶血性尿毒症症候群　59, 202, 204
非瘢痕子宮　149, 150
冷や汗　33, 39, 41, 198
貧血　99, 206
　　溶血性——　203
頻呼吸　53, 55, 75, 198

索　引

頻収縮　129, 153
頻尿　208
頻脈　33, 39, 41, 75, 189
フィブリノゲン　99, 100, 197
腹腔内出血　69, 75
腹痛　32, 34, 36, 38, 40, 67, 71, 73, 97, 103, 153, 218
腹膜刺激徴候　33, 35, 37, 41
浮腫　35, 37, 39, 75, 145, 189
　下腿——　51, 55
不整脈　49, 57, 59, 61, 63, 227
ブロモクリプチンメシル酸塩　192
分娩後（産後）異常出血　95, 156
分娩遷延　95, 134
分娩停止　140
分娩の三要素　86
分娩誘発　152
娩出物　86
娩出力　86
変動一過性徐脈　125
便秘　33
母児間輸血症候群　80, 82
母体死亡　29, 93, 97, 107, 153, 194

麻酔分娩　223
マックバーニー圧痛点　33, 35, 37, 41
マルチウス法　141, 143
マルファン症候群　51, 58
慢性早剝羊水過少症候群　25, 98
右季肋部痛　59, 61
ミシシッピ分類　59
未分画ヘパリン　57, 200
耳鳴り　227
無症候性細菌尿　208, 209

無痛分娩　87, 130, 153
迷走神経反射　67, 75
めまい　73
もやもや病　107, 111

有効陣痛　86, 87
輸液　225, 228
輸血　100, 170, 197, 206
癒着胎盤　161, 163
溶血　203
溶血性レンサ球菌感染症　49
　劇症型——　55, 102
用手回旋　138
用手整復　170
羊水過多　124
羊水塞栓症　29, 63, 73, 75, 194
　子宮型——　63, 194
　心肺虚脱型——　63, 194
腰背部痛　43

雷鳴頭痛　114
卵管妊娠　23
卵巣腫瘍合併妊娠　124
卵巣腫瘍茎捻転　33, 35, 41
卵膜遺残　44
リステリア感染症　213
リトドリン塩酸塩　51, 61, 65, 75, 132, 172
硫酸マグネシウム水和物　51, 59, 73, 96, 117, 122, 147, 172
レンサ球菌　102
肋骨脊柱角叩打痛　35, 37, 41
呂律困難　73

患者がみえる新しい「病気の教科書」
かんテキ 産婦人科

試し読みができます！

メディカ出版 オンラインストア

日本医科大学 女性診療科・産科 大学院教授
鈴木 俊治 監修

日本医科大学 女性診療科・産科 准教授
豊島 将文 編集

東京かつしか赤十字母子医療センター 看護部 看護副部長
大森 昭子 編集

「かんテキ」は、疾患・患者・看護・観察が感覚的にわかる、感動の一冊！ 助産師・ナースをはじめとする医療スタッフ向けに、妊産婦・患者ケアのポイントを徹底的に見える化。リアルな臨床現場で本当に必要な知識が、この一冊でパッとつかめる。
女性のライフステージに関わる産婦人科。妊娠・分娩、婦人科腫瘍、思春期、更年期、生殖補助医療など、幅広く求められる知識をギュッと凝縮。美しいイラストと臨床でのキモに絞った解説で病態・生理や必要な対応がつかめる。産婦人科初期研修でも活用できる。

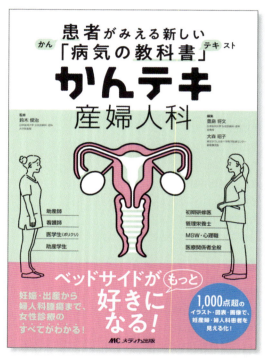

定価3,960円（本体＋税10％） B5判／416頁　ISBN978-4-8404-8442-8

内容

1章　生殖器系の解剖	**4章　分娩・産褥管理**	**5章　婦人科疾患**
2章　女性のライフステージ	分娩の生理と分娩介助	検査
3章　妊娠管理	分娩機転の異常	腫瘍と関連病変
妊娠の生理と胎児の発育	分娩への介入	悪性腫瘍の管理
妊娠の管理	新生児のケア	婦人科感染症
胎児の異常	産褥の管理	その他の婦人科疾患
母体の異常		**6章　生殖医療**
合併症妊娠		不妊症・不育症

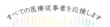

すべての医療従事者を応援します　**MC メディカ出版**

好評書

ぜんぶ絵でわかる
妊娠・分娩ノート

イメージと直感で見えてくる母体・胎児の生理

試し読みができます！

メディカ出版 オンラインストア

絵と文・産婦人科医　**藤本 裕基**

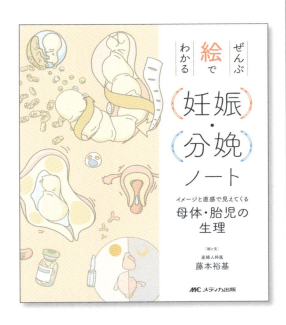

妊娠・分娩の生理やしくみを、必ず押さえておきたい病態・疾患も含め、ビジュアル図解で徹底的に深掘り。まるで絵本のような劇的にわかりやすいイラストで、イメージできるから「なぜそうなるのか？」の理解につながる。自信をもって妊産婦に関わりたい助産師必携の一冊。初期研修の学び直しや産婦人科ローテにも最適。

定価3,850円（本体＋税10％）B5変型判／240頁　ISBN978-4-8404-8490-9

内容

妊娠期の生理
1. 月経・卵巣周期の生理
2. 妊娠成立までの生理
3. 胎児発育の生理
4. 羊水の生理
5. 胎盤の生理
6. 双胎妊娠と胎盤
7. 臍帯の生理
8. 妊娠中の母体の生理
9. 妊娠と免疫

分娩期の生理
1. お産の第一歩 頸管の熟化と陣痛発来
2. 内診で分娩の進行を評価する Bishopスコア
3. 人工的に陣痛を起こさせる 頸管の熟化と陣痛誘発
4. 分娩とその時期の異常
5. 分娩の進行を左右する 分娩の3要素
6. 頭位と骨盤位
7. 胎児が出てくる仕組み 胎児回旋
8. 陣痛の生理
9. 胎盤娩出の生理
10. 子宮からの出血が少なくなる仕組み 子宮復古の生理

胎児の生理
1. 胎児心拍数モニタリングの読み方 ①基礎編
2. 胎児心拍数モニタリングの読み方 ②応用編
3. 生まれてきた胎児の状態を評価する Apgarスコア

すべての医療従事者を応援します

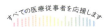

MC メディカ出版

●読者の皆様へ●

このたびは本増刊をご購読いただき、誠にありがとうございました。
編集部では、今後も皆様のお役に立てる増刊の刊行を目指してまいります。
つきましては本書に関する感想・提案などがございましたら、当編集部ま
でお寄せください。

鑑別フローチャートで症候ごとに考える
妊娠期別 産科救急ナビゲーション

PERINATAL CARE ペリネイタルケア

THE JAPANESE JOURNAL OF PERINATAL CARE

2025年新春増刊（通巻582号）

2025年1月1日発行
定価（本体4,000円+税）

●乱丁・落丁がありましたら、お取り替えいたします。
●無断転載を禁ず。

売上げの一部は、各種団体への寄付を通じて、
社会貢献活動に活用されています。

編　著	松岡　隆
発 行 人	長谷川　翔
編集担当	永坂朋子・山崎理夏子・木村有希子
編集協力	有限会社メディファーム
発 行 所	株式会社メディカ出版

〒532-8588　大阪市淀川区宮原3-4-30
ニッセイ新大阪ビル16F

○編集　TEL 06-6398-5048
○お客様センター　TEL 0120-276-115
○広告窓口／総広告代理店（株）メディカ・アド
　　　　　TEL 03-5776-1853
e-mail　perinatal@medica.co.jp
URL　　https://www.medica.co.jp/

組版・印刷製本　三報社印刷株式会社

本誌に掲載する著作物の複製権・翻訳権・翻案権・上映権・譲渡権・公衆送信権（送信可能化権を含む）は株式会社メディカ出版が保有します。
JCOPY 〈（社）出版者著作権管理機構 委託出版物〉
本書の無断複写は著作権法上での例外を除き禁じられています。複写される場合は、そのつど事前に、（社）出版者著作権管理機構（電話 03-5244-5088、
FAX 03-5244-5089、e-mail：info@jcopy.or.jp）の許諾を得てください。

ISBN978-4-8404-8547-0　　　　　　　　　　　　　　　　　　　　　Printed and bound in Japan